中医对症
思维导图

杨圆圆 主编

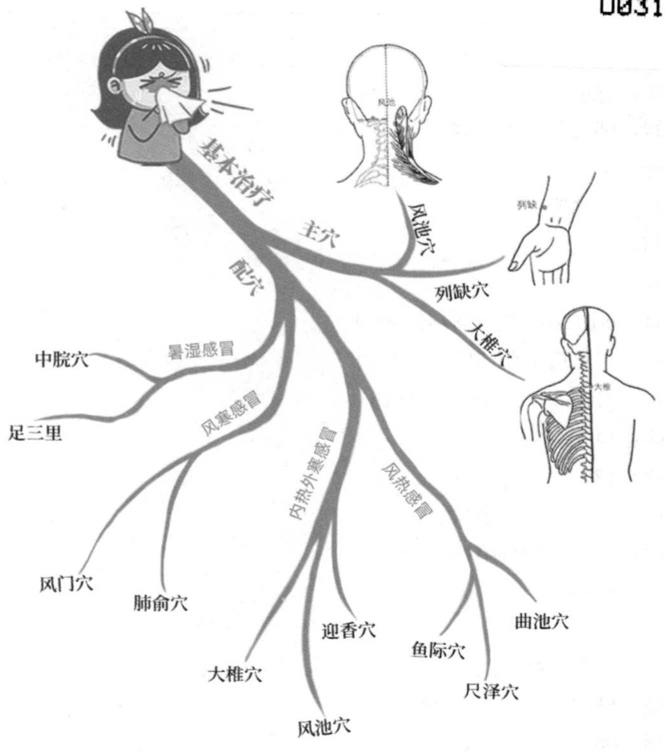

云南科技出版社
·昆明·

图书在版编目（CIP）数据

中医对症思维导图 / 杨圆圆主编. -- 昆明 : 云南科技出版社, 2024. -- ISBN 978-7-5587-5936-9

Ⅰ. R242-64

中国国家版本馆CIP数据核字第2024CJ6296号

中医对症思维导图

ZHONGYI DUIZHENG SIWEI DAOTU

杨圆圆　主编

出 版 人：温　翔

责任编辑：赵敏杰

特约编辑：郁海彤　李　健

封面设计：李东杰

责任校对：孙玮贤

责任印制：蒋丽芬

书　　号：ISBN 978-7-5587-5936-9

印　　刷：三河市南阳印刷有限公司

开　　本：710mm × 1000mm　1/ 16

印　　张：14

字　　数：173千字

版　　次：2024年10月第1版

印　　次：2024年10月第1次印刷

定　　价：59.00元

出版发行：云南科技出版社

地　　址：昆明市环城西路609号

电　　话：0871-64192481

主　编

杨圆圆

副主编

陈兴娟　李　京

编　委

王　迪　赵子珺　付雅楠　王卓君

熊志浩　祝莹莹　袁静雪　房　雪

李　健

前言

思维导图是由英国“记忆力之父”Tony Buzan在20世纪60年代提出的，是一种表达发散性思维的有效图形思维工具。它具有简单、高效和层次性。思维导图运用图文并重的技巧，把各级主题的关系用相互隶属与相关的层级表现出来，把主题关键词与图像、颜色等建立记忆链接。中医理论知识众多，对记忆要求较高，增加了科普的难度。本书运用思维导图模式，能够将中医抽象的知识点以图像的方式形象生动地呈现出来，帮助读者在深入了解中医知识的基础上进行阅读识记。此外，中医药是实践性很强的应用学科，必须遵循一定的逻辑性思维，思维导图注重对逻辑思维能力的培养和提高，引导读者融会贯通、学以致用。

本书适用于中医、中西医结合、针灸推拿等专业的学生，以及中医、中西医结合临床医师、相关从业者和中医爱好者。由于编写能力有限，书中难免有遗漏之处，恳请广大读者和同仁批评指正。

目　录

注：书中的“寸、分”均为中医穴位中的“同身寸”概念。中指同身寸，是以患者的中指中节屈曲时手指内侧两端横纹头之间的距离看作一寸，可用于四肢部取穴的直寸和背部取穴的横寸。拇指同身寸是以患者拇指指关节的宽度作为一寸，主要适用于四肢部的直寸取穴。横指同身寸也叫“一夫法”，是让患者将食指、中指、无名指和小指四指并拢，以中指中节横纹处为准，四指横量作为3寸，食指与中指并拢为1.5寸。

呼吸系统

呼吸系统是人体与外界进行气体交换的一系列器官的总称，我们日常生活中常见的感冒、咳嗽，以及由此引起的支气管炎、肺炎都是呼吸系统“生病”的一种表现。在中医的理论中，呼吸系统的主宰是肺，所以呼吸系统也被称为肺系。

肺系的生理功能：肺主气，司呼吸；肺主宣发与肃降；肺主通调水道；肺朝百脉，主治节；肺外合皮，其华在毛；肺主声音，开窍于鼻；肺与大肠相表里。肺在五行中属金，其气清肃，与木（肝）、火（心）、土（脾）、水（肾）诸脏有生、克、乘、侮关系。

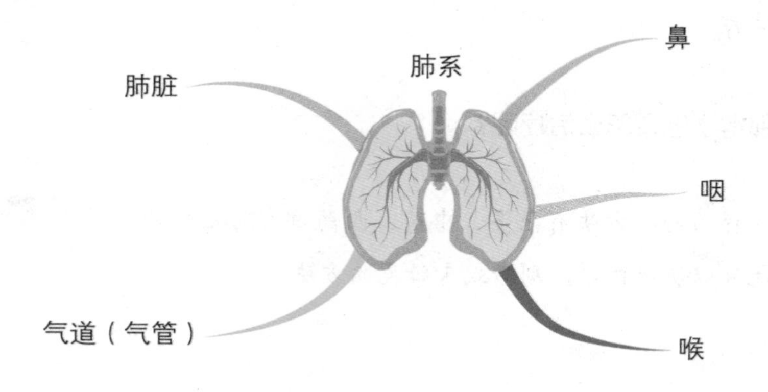

感冒

常见病小问答

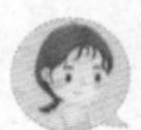

大夫，我这一换季就鼻子不通气，老想打喷嚏，嗓子发干，鼻涕还流个不停，这是怎么回事啊？

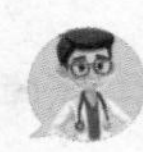

可能是由于气温变化导致的感冒，除了上述表现之外，感冒还经常有怕冷、咽干或痒或痛、味觉减退、呼吸不畅、声嘶等症状。春、冬季节的感冒更加常见，不过感冒其实是一年四季都可能会得的病症。

大夫，我总听人说有人得的是流行性感冒，有人得的是普通感冒，这两个有什么区别吗？

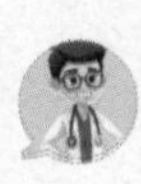

流行性感冒比普通感冒更危险，需要更加重视预防和治疗。

那得了感冒怎么治疗呢？

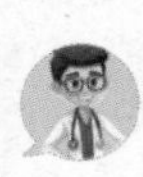

感冒的治疗方法有很多，中药、西药都有对症的药剂，也可以使用拔罐、刮痧或者针灸的方法。

对症溯源

感冒根据不同情况可以大致分为以下几类，不同类型的感冒症状也会有所不同。

流行性感冒和普通感冒的一般区别

- 病毒类型不同
  - 流行性感冒一般是由甲型或乙型流感病毒引起的。
  - 普通感冒则是由多种不同的病毒引起的。像鼻病毒、腺病毒、冠状病毒等。
- 症状严重程度不同
  - 流行性感冒的症状更严重，包括高热、咳嗽、全身肌肉疼痛、喉咙痛、头痛、流鼻涕和疲劳等。流感的患者容易继发病毒性或细菌性的肺炎。
  - 普通感冒症状相对较轻，包括流鼻涕、咳嗽、喉咙痛、头痛、发热和疲劳等。
- 传播方式不同
  - 流行性感冒传播方式更容易，可以通过空气传播、直接接触和飞沫传播等方式传播。
  - 普通感冒的传播方式相对少一些，主要通过直接接触和飞沫传播等方式传播。

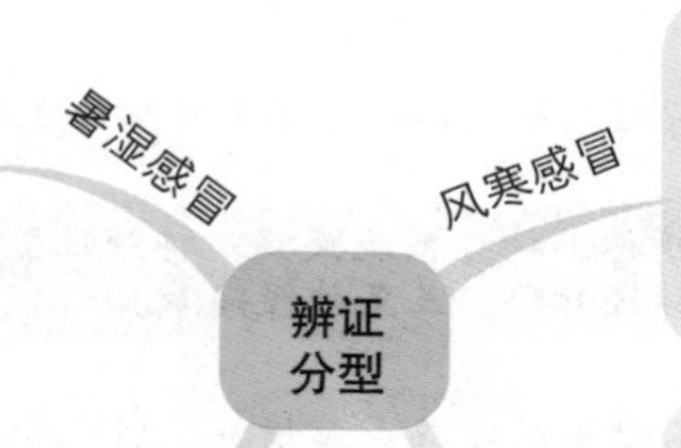

暑湿感冒：发热，汗出热不解，鼻塞，流浊涕，头昏重胀痛，身重倦怠，心烦口渴，胸闷欲呕，尿短赤，舌苔黄腻，脉濡数。

风寒感冒：鼻塞声重，流清涕，喷嚏，恶寒，不发热或发热不甚，无汗，周身酸痛，咳嗽痰白质稀，舌苔白，脉浮紧。

内热外寒型：发热，恶寒，咽痛，无汗口渴，鼻塞声重，咳嗽气急，痰黄黏稠，尿赤便秘，舌苔黄白相兼，脉浮数。

风热感冒：鼻塞喷嚏，流稠涕，发热或高热，微恶风，汗出口干，咽喉肿疼，咳嗽痰稠，舌苔薄黄，脉浮数。

基本治疗

治疗感冒的主穴为列缺、合谷、大椎、太阳、风池，这些穴位可在一定程度上缓解感冒的症状。

感冒根据病因的不同，还可以选用不同的穴位配伍。

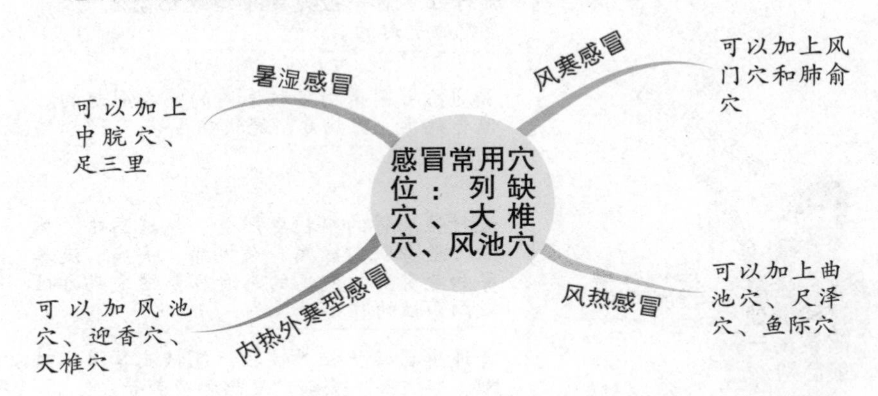

1. 列缺穴

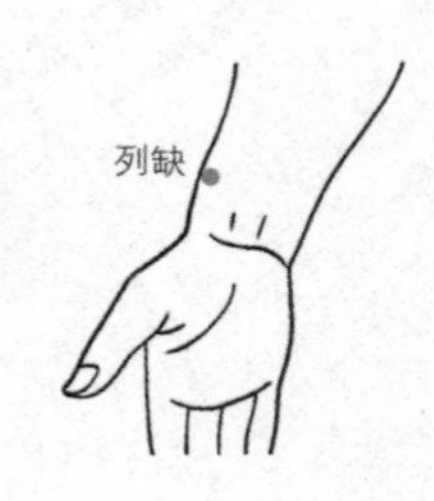

位置：前臂、腕掌侧远端横纹上 1.5 寸，拇短伸肌腱和拇长展肌腱之间，拇长展肌腱沟的凹陷处。

主治：

列缺穴

- 呼吸系统疾病：感冒，发热恶寒，咳嗽，哮喘等。
- 精神、神经系统疾病：神经性头痛，面神经痉挛，面神经麻痹，三叉神经痛等。
- 运动系统疾病：颈椎病，脑血管后遗症，腕关节周围软组织疾患等。

手法：

（1）刺法：向上或向下斜刺 0.3 ~ 0.8 寸。

（2）灸法：艾炷灸 3 ~ 5 壮；或艾条灸 5 ~ 10 分钟。

（3）特效按摩：①每天用食指指腹揉按列缺，每次 1 ~ 3 分钟，可治疗腱鞘炎、头痛等病症。②秋季尤以养肺阴为主，故应滋阴养肺，可每天按摩列缺 10 ~ 15 分钟。

注意：针刺手法不能过强，以免伤及骨膜，造成剧痛及腕部无力。不宜瘢痕灸，以免影响腕关节的活动。

配伍：

列缺配合谷，主治外感风寒。

列缺配经渠、太渊，主治掌中热。

列缺配风池、风门、合谷，有疏风解表、止咳的作用，主治感冒、咳嗽、头痛、项强。

列缺配照海，有降气平喘、利咽的作用，主治咳喘、咽喉疼痛。

2. 大椎穴

位置：大椎穴在后背正中线上，第 7 颈椎棘突下凹陷处。

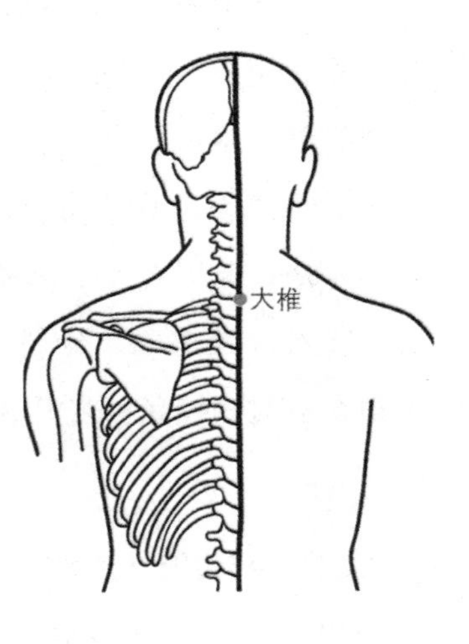

主治：感冒、恶寒发热、头项强痛、疟疾、咳嗽、喘逆、胸背疼痛、支气管炎及哮喘、肺结核、骨蒸潮热、盗汗、五劳七伤、神经衰弱、癫狂痫症、中暑、呕吐、霍乱、黄疸、风疹、腰脊强、角弓反张、血液病等。

手法：

（1）刺法：直刺或斜刺 0.5 ~ 1 寸。

（2）灸法：艾炷灸 3 ~ 7 壮；或艾条灸 5 ~ 15 分钟。

（3）特效按摩：按揉大椎穴，可治颈项疼痛，在大椎拔罐20～30分钟，可治疗感冒、头痛、咳嗽、气喘。

注意：①针感到达前胸、胁部、腰部，甚至到达上、下肢时，不要再行提插手法，针感不要重复出现，不然轻则留有热痛，上、下肢无力，尿潴留，重则全身瘫痪。如若出现针感重复并留有后遗症，则应及时消除不良反应。消除的方法：针感出现于某经，就取该经郄穴予以治疗。例如，手少阳三焦经有针感重复出现，留有热痛，活动不便，就取会宗予以治疗；下肢针感重复出现，下肢酸软无力者，取梁丘、外丘治疗，腰部取环中治疗。

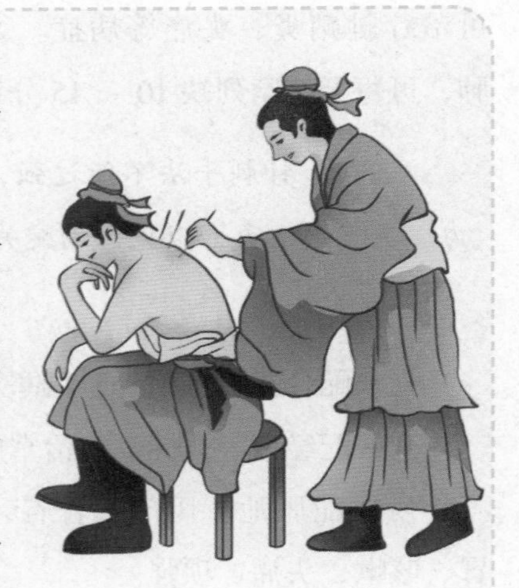

②大椎针感反应较强，对一般虚弱患者，针刺不要过深，热补凉泻手法要轻，时间要短。若患者出现心悸、头晕、出汗，应及时采用巨阙、水沟、太阳予以治疗，以消除不良反应。

③出现全身战栗感时，应立即拔针，不宜行施任何针刺手法及补泻手法，否则会导致尿潴留。

④对癫痫患者，针刺方向与针感不宜向上，更不能到达头部，否则会引起癫痫频繁发作，进而恶化。

配伍：

大椎穴配曲池、风池，主治流感。

大椎穴配少商（放血）、合谷，可退热。

大椎配合谷、中冲，有解表泻热的作用，主治伤寒发热、头昏。

大椎配曲池、鱼际、外关、合谷、太阳、风池，主治外感发热、头痛。

大椎配定喘、风门、肺俞、丰隆，主治咳喘。

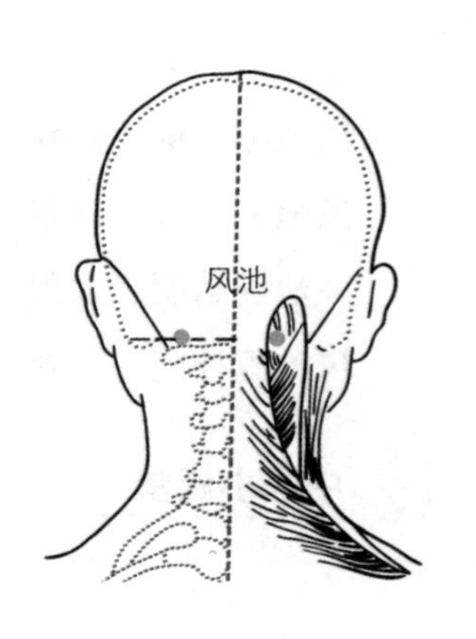

3. 风池穴

位置：在颈后区，枕骨之下，胸锁乳突肌上端与斜方肌上端之间的凹陷处。

主治：

- 风池穴
  - 头痛、眩晕、目赤肿痛、鼻渊、耳鸣等头面五官病症。
  - 中风、不寐、癫痫等神志病症。
  - 感冒、鼻塞等外风所致的病症，颈项强痛。

手法：

（1）刺法：向鼻尖方向直刺 0.5 ~ 1 寸。

（2）灸法：温针灸 3 ~ 5 壮，艾条灸 10 ~ 20 分钟。

（3）特效按摩：

①中医有“春夏养阳”之说，故应助阳气，可用双手拇指按压风池穴，每天轻按 10 ~ 30 分钟。

②以双手拇指指腹由下往上揉按风池穴，以有酸胀感为宜，每次按压不少于 30 下，可治各种头痛。

注意：风池穴深部中间为延髓，针刺时应严格注意掌握进针的方向、深度，针刺时不超过 1.5 寸，不能深刺，以免伤及延髓，造成不良后果。

配伍：

风池配大椎、肩井、外关、后溪、合谷，主治颈项强痛。

风池配大椎、合谷、曲池，主治感冒发热。

风池配睛明、太阳、合谷、太冲，主治目赤肿痛。

风池配神门、丰隆、太冲、合谷，主治痫证。

中医小课堂

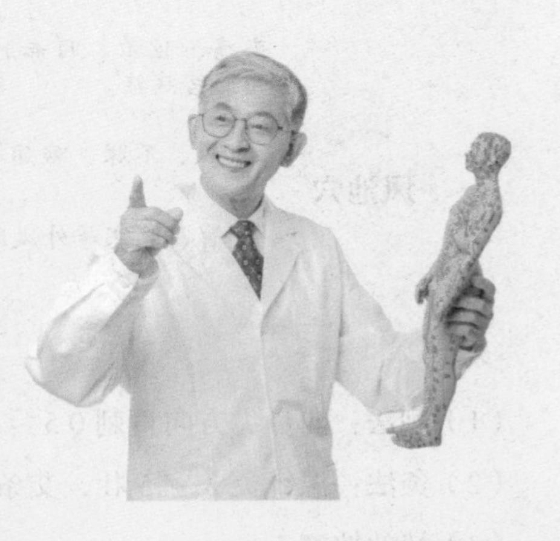

穴位，又称腧穴，是人体的特殊部位。早在2000年前的秦汉时期就有《黄帝内经》指出，“气穴所发，各有处名”，书中还记载了160个穴位名称。三国西晋时期，皇甫谧编纂了中国第一部针灸学的专著《针灸甲乙经》，对人体340个穴位的名称、别名、位置和主治做了论述。到了宋朝，王惟一撰著的《铜人腧穴针灸图经》，首创研铸专供针灸教学与考试用的两座针灸铜人，造型逼真，雕刻精确，令人叹服。

可见，很早以前，我国古代医学家就知道依据穴位治病，还在长期的实践中形成了完整理论体系。

咳嗽

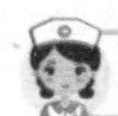

常见病小问答

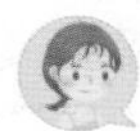

大夫，我最近咳……咳咳……

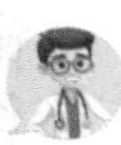

我知道了，咳嗽得停不下来对吧？

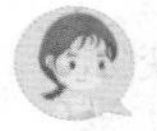

对对对，而且我只有咳嗽这一个症状，也不发烧，也不难受，就是一直咳嗽，太难受了。

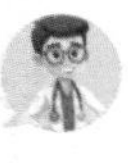

咳嗽虽然是一种常见病，但是因为它是不同疾病的外在表现，还会因为原发疾病的不同，表现出来的症状也不一样。临床上会有发热、胸痛、咳痰、打喷嚏、流涕、咯血、咽部不适、气促等多种表现。

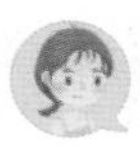

那我能不能不做检查，就吃点止咳药啊？

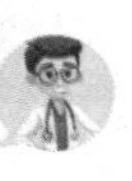

当然不行，想要彻底止咳就必须查清病因，这样才能对症治疗。盲目吃药不可取，不一定会让咳嗽好转，反而可能因为乱吃药而延误病情。

对症溯源

咳嗽是一种呼吸道常见症状，属于机体重要的反射性防御动作，有清除呼吸道异物和分泌物的作用。但剧烈、频繁的咳嗽会给患者带来很大的痛苦，影响休息及工作。

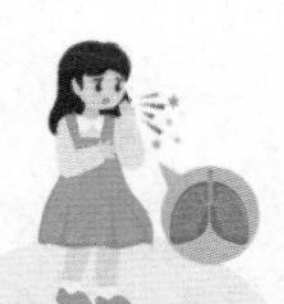

呼吸系统疾病引起的咳嗽

- 引起急性咳嗽的常见病因：普通感冒、急性气管-支气管炎，哮喘、慢性支气管炎和支气管扩张症等原有疾病的急性发作。
- 引起亚急性咳嗽的常见病因：感染后咳嗽、咳嗽变异性哮喘、嗜酸粒细胞性支气管炎、上气道咳嗽综合征等。
- 引起慢性咳嗽的常见病因：咳嗽变异性哮喘、上气道咳嗽综合征、胃食管反流性咳嗽和变应性咳嗽，也可能是慢性支气管炎、支气管扩张症、气管-支气管结核、支气管肺癌等。

基本治疗

治咳嗽的穴位，比较重要的是咽喉部的天突穴，这个穴位对于缓解咽喉和气道的过度敏感都有不错的效果。如果是寒性的嗽，寒痰或清稀的痰引起呛咳时，可以在大椎、肺俞和大抒、风门等穴位做热疗，还可以拔罐、艾灸、穴位贴敷、按摩。

1. 天突穴

位置：位于颈前区，胸骨上窝中央，前正中线上。

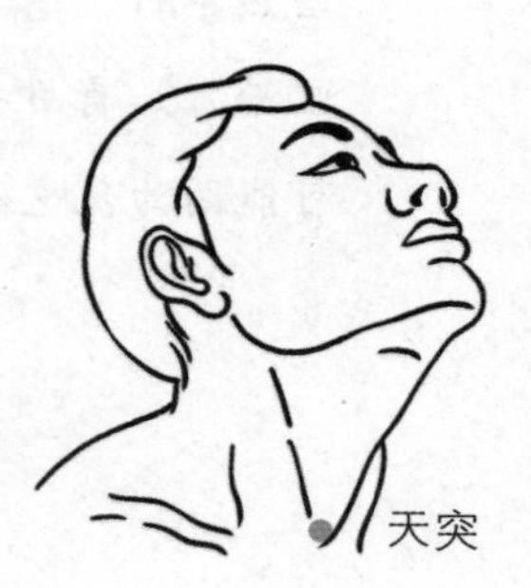

主治：

天突穴

- 哮喘，咳嗽，咽喉肿痛，梅核气。
- 支气管炎等病症。

手法：

（1）刺法：针刺时应先直刺 0.2 ～ 0.3 寸，再将针尖转向下方，沿胸骨柄后缘、气管前缘缓慢刺入 0.5 ～ 1.0 寸。

（2）灸法：艾炷灸 3 ～ 5 壮；或艾条灸 5 ～ 10 分钟。

（3）特效按摩：用中指指腹慢慢按压天突穴 1 ～ 2 分钟，按摩时要格外轻柔，可治疗由于咳嗽、咽炎等呼吸系统疾病引起的声音嘶哑。

注意：天突穴施术时不宜留针及施用强刺激手法，以免伤及脏器；对肺气肿患者尤需谨慎。

配伍：

天突穴配定喘、膻中、丰隆，主治支气管哮喘。

天突穴配天窗、合谷、人迎，主治声带炎。

天突配膻中，有降气平喘的作用，主治哮喘、胸痹。

天突配璇玑、风府、照海，有行气解表、养阴清热的作用，主治喉肿咽痛。

天突配定喘、膻中、丰隆，主治哮喘。

2. 肺俞穴

位置：在背部，当第 3 胸椎棘突下，旁开 1.5 寸。

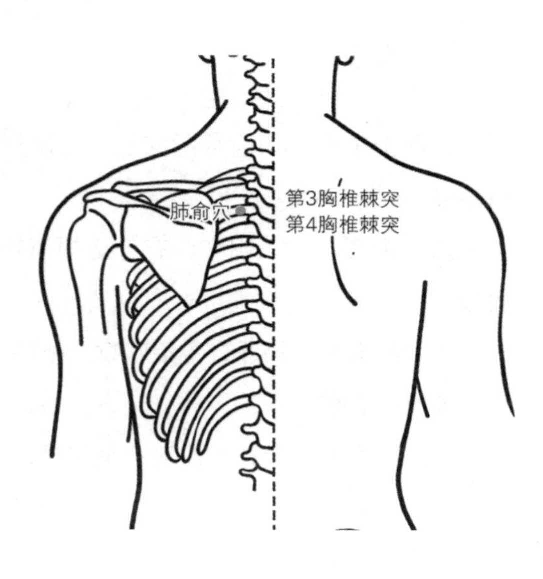

主治：

肺俞穴

呼吸系统疾病：支气管炎，支气管哮喘，肺炎，百日咳，肺气肿，肺结核等。

外科系统疾病：颈淋巴结核，胸膜炎等。

其他：感冒，心内膜炎，肾炎，风湿性关节炎，腰背痛等。

手法：

（1）刺法：斜刺 0.3 ~ 0.5 寸。

（2）灸法：艾炷灸 3 ~ 7 壮；或艾条灸 5 ~ 15 分钟。

（3）特效按摩：

①每天用食指指腹揉按列缺，每次 1 ~ 3 分钟，可治疗腱鞘炎、头痛等病症。

②夏季对肺俞进行直接灸或药物敷贴，可增强机体免疫能力。

注意：本穴不可直刺或深刺，以防伤及胸膜及肺脏，引起气胸。

配伍：

肺俞配中府，为俞募配穴法，有疏风解表、宣肺止咳的作用，主治咳嗽。

肺俞配膏肓、三阴交，有补虚损清热的作用，主治骨蒸、潮热、盗汗。

肺俞配天突、尺泽，主治咳嗽、哮喘。

肺俞配大椎、外关、合谷，主治感冒、发热。

肺俞配迎香、合谷、曲池、足三里，主治鼻流清涕。

3.膻中穴

位置：膻中穴在胸部，胸前正中线上，平第 4 肋间，两乳头连线的中点。

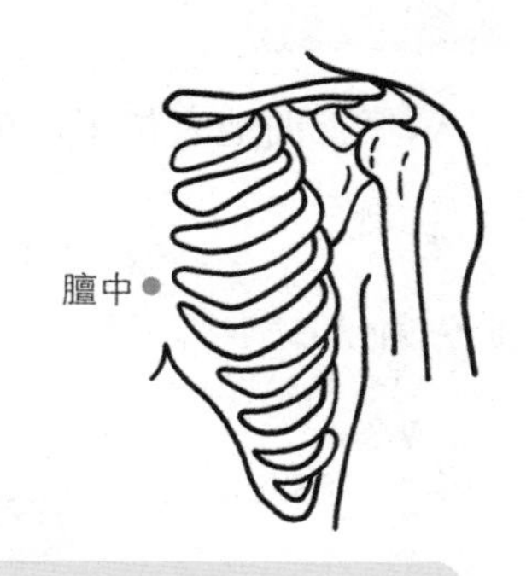

主治：

膻中穴

咳嗽，气喘，气管炎，支气管炎，乳腺炎，胸膜炎，肋间神经痛，小儿吐乳，胸痛，心悸，呕吐，胸闷。

气短呕吐涎沫，瘿气，呃逆，少乳，支气管哮喘，胸闷塞，心胸痛，噎嗝，食管狭窄等。

手法：

（1）刺法：沿皮刺 0.3 ~ 0.5 寸。

（2）灸法：可艾炷灸 5 ~ 7 壮；或艾条灸 10 ~ 20 分钟。

（3）特效按摩：每天按揉 300 ~ 500 次膻中穴，可治疗产后乳汁不足。

注意：浅刺，刺之不幸，令人夭。

配伍：

膻中穴配丰隆、列缺，主治支气管哮喘。

膻中配华盖，有理气化痰、止咳平喘的作用，主治短气不得息、咳喘。

膻中配厥阴俞，属俞募配穴法，有宽胸利气、宁心安神的作用，主治心痛、失眠、怔忡、喘息。

膻中配肺俞、天突、尺泽、列缺，主治肺疾。

4. 曲池穴

位置：曲池穴位于肘横纹桡侧端凹陷处，屈肘取穴。

主治：

曲池穴

五官科系统疾病：咽喉炎，牙痛，麦粒肿，甲状腺肿大。

呼吸系统疾病：流行性感冒，肺炎，扁桃体炎，胸膜炎等。

其他：乳腺炎，高血压，皮肤病，过敏性疾病。

运动系统疾病：急性脑血管病后遗症，肩周炎，肘关节炎等。

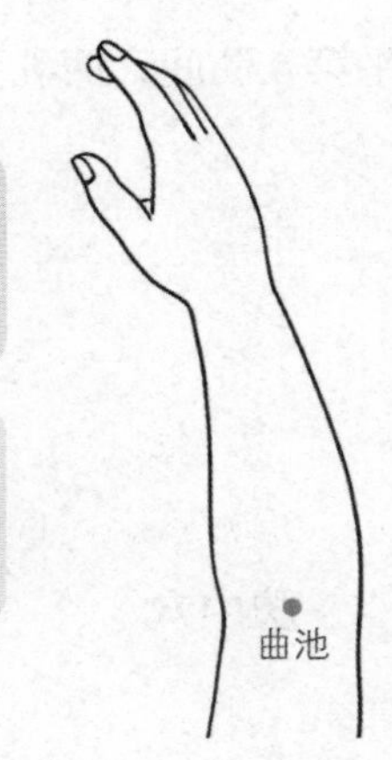

手法：

（1）刺法：一般直刺 0.5 ~ 1.0 寸。

（2）灸法：艾炷灸 3 ~ 7 壮；或艾条灸 5 ~ 15 分钟。

（3）特效按摩：

①发热感冒及咳嗽、哮喘时，可用刮痧板刮拭曲池，排出痧；或按揉 3 ~ 5 分钟，可迅速解表、退热。

②初秋温燥易侵袭人体，故应清燥祛热，可每天下午 1:00—3:00 按摩曲池穴 2 分钟。

注意：曲池穴禁用于脑血栓形成，伴有血压不稳定的患者。针刺时不可强刺激，以防脑出血。禁用直接灸。

配伍：

曲池穴配风池，主治外感。

曲池配大椎、十宣，主治高热。

曲池配合谷、外关，有疏风解表、清热止痛的作用，主治感冒、咽喉炎、扁桃体炎、目赤。

曲池配合谷、血海、委中、膈俞，有散风清热、调和营卫的作用，主治丹毒、荨麻疹。

5.风门穴

位置：风门穴在背部，第2胸椎棘突下，旁开1.5寸。

主治：

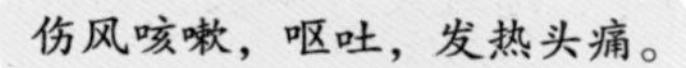

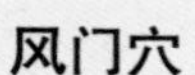

目眩，项强，胸背痛，鼻塞多涕。

手法：

（1）刺法：斜刺0.3 ~ 0.5寸。

（2）灸法：艾炷灸3 ~ 7壮；或艾条灸5 ~ 15分钟。

（3）特效按摩：用中指指腹按压风门穴，每次左右各按揉1 ~ 3分钟，可有效治疗各种风寒感冒、发热、咳嗽、哮喘、支气管炎等疾病。

注意：不能向前或向内直刺或深刺，以免刺伤肺脏，引起气胸。

配伍：

风门配合谷、外关，有解表清热的作用，主治发热、咳嗽。

风门配肺俞、大椎，主治哮喘。

风门配尺泽、合谷，主治感冒。

风门配丰隆、天突，主治咳嗽、气喘。

中医小课堂

在古代医学中，咳嗽是一种备受关注的常见症状，被称为“嗽”或“咳”。《黄帝内经》记载，咳嗽多因外邪入侵、肺气失宣等因素所致。华佗认为咳嗽分为五种，即冷嗽、气嗽、燥嗽、饮嗽、邪嗽。东汉著名医学家张仲景在其所著的《伤寒论》中记录了麻黄汤、桂枝汤等，通过发汗解表、宣肺止咳等手段，有效缓解或治愈患者的咳嗽症状。

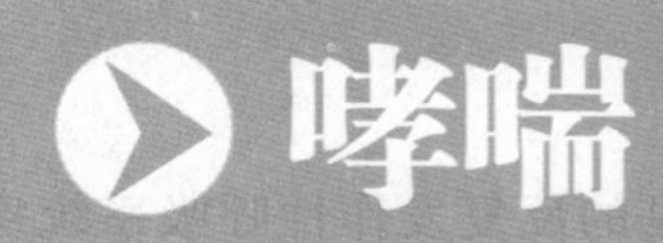

哮喘

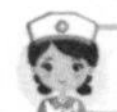

常见病小问答

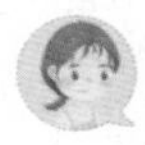

大夫，我……阿嚏，我这两天突然就觉得胸闷难受啊，喘气都费劲。

刚进来的时候感觉脸色不太好，现在看着好像好一点了是吗？

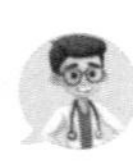

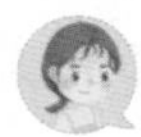

对，一进屋子就感觉好一点，一出门就难受。

你这有可能是因为换季，路旁的花都开了，花粉过敏引起的哮喘。

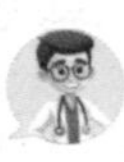

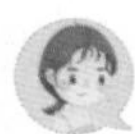

我之前也没有花粉过敏的症状啊。

有可能是最近免疫力下降，加上今年花开得特别好，空气中花粉比较多，所以容易引发哮喘。像你现在的打喷嚏、气急、胸闷、咳嗽都是哮喘的症状。

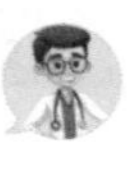

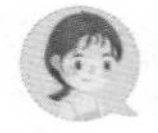

对对对，我就是这些症状都有，之前以为是感冒呢，没太注意。

哮喘跟感冒可不一样，严重的哮喘甚至会呼吸困难，还是要引起注意。

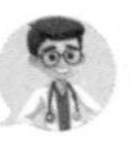

对症溯源

哮喘，即哮证与喘证的合称，是常见的反复发作性呼吸系统疾患。哮指呼吸时喉中有痰鸣声，喘则表现为呼吸急促。严重时均可见张口抬肩、不能平卧等症状。哮常伴随喘，但喘不一定伴随哮。

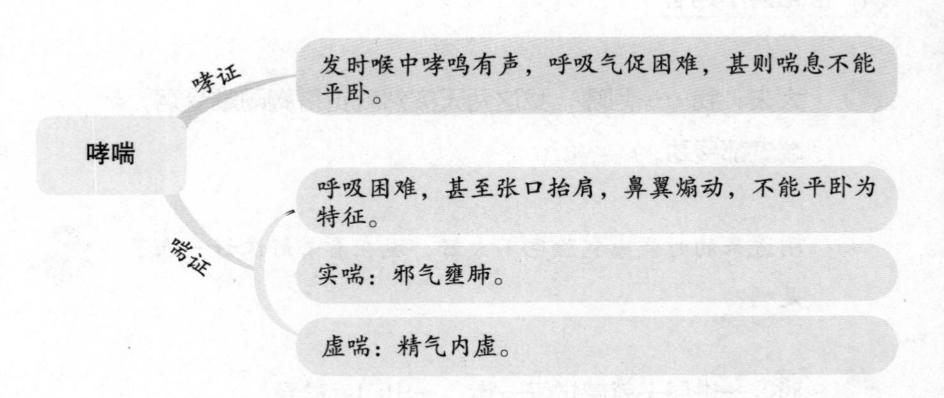

基本治疗

该病症多因痰饮内伏，由外感、内伤等诱因引发，导致气道阻塞、肺气升降失调。治疗时需分辨寒热虚实，发作期以祛邪为主，缓解期则注重扶正。

1．定喘穴

位置：定喘穴在背部，第 7 颈椎棘突下，旁开 0.5 寸。

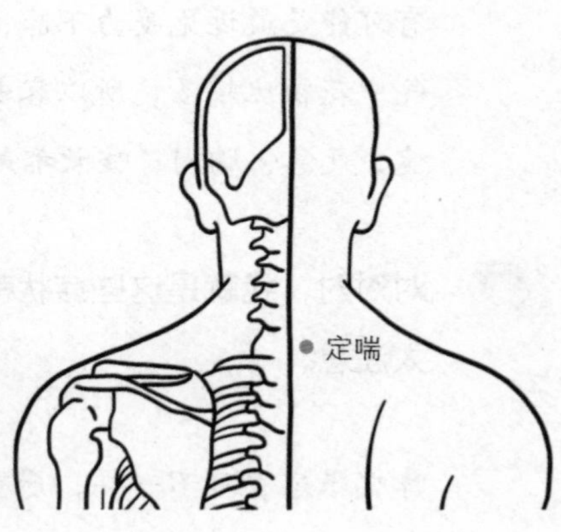

主治：

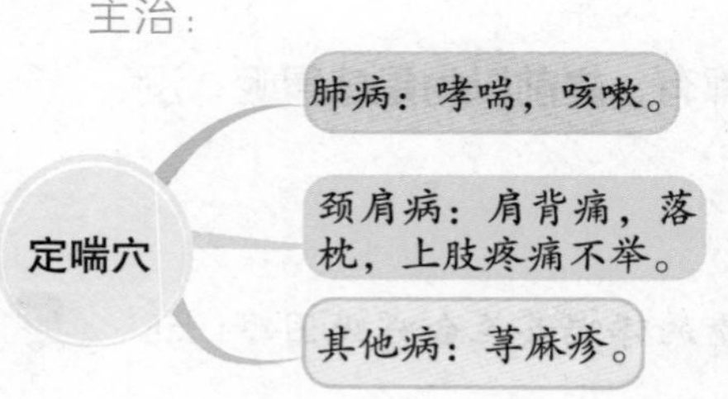

手法：

（1）刺法：直刺 0.5 ~ 0.8 寸。

（2）灸法：可灸。

（3）特效按摩：哮喘不止时，点按定喘穴 200 次，有即时止喘的功效。

注意：定喘穴深部是肺脏，故针刺时不可向外下方向深刺，以防刺伤肺脏引起气胸。

配伍：

定喘配肺俞、中府，有降气平喘的作用，主治咳喘。

定喘配列缺、尺泽、合谷、膻中，有宣肺解表、理气化痰、降气平喘的作用，主治哮喘发作期。

定喘配膻中、大椎、风门、肺俞、丰隆，主治哮喘。

定喘配天突、大椎、丰隆，主治百日咳。

定喘配风门、肺俞、合谷，主治支气管炎。

2. 太渊穴

位置：太渊穴在腕掌侧横纹桡侧，桡动脉搏动处。

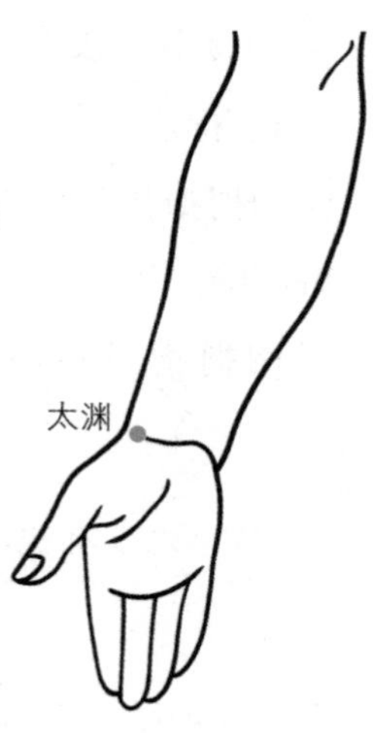

主治：

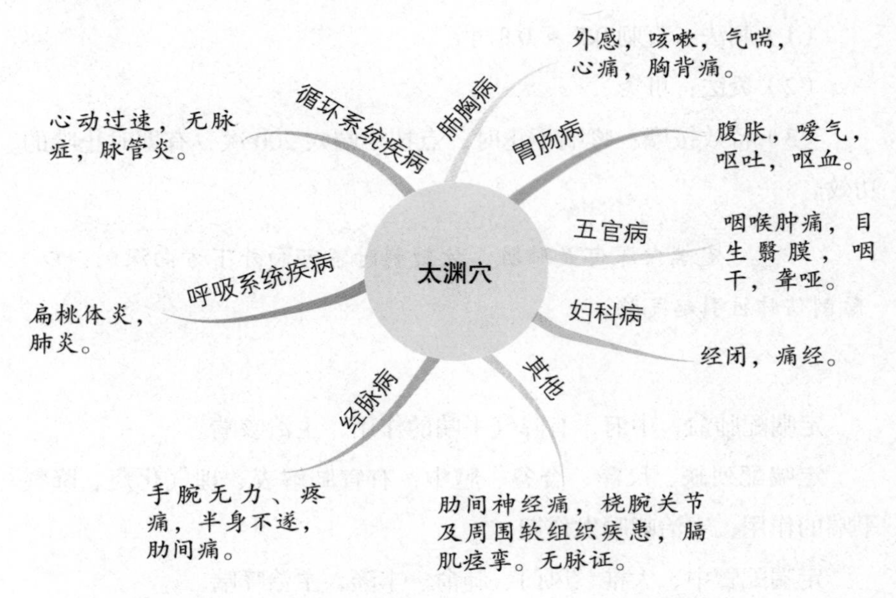

手法：

（1）刺法：直刺 0.2 ~ 0.3 寸。

（2）灸法：艾条灸 3 ~ 5 分钟。

（3）特效按摩：

①用拇指指腹用力点揉太渊 3 分钟，直至穴位处有酸胀感，能很快缓解咳喘。

②用拇指及指甲尖掐按太渊，每次 1 ~ 3 分钟，可预防心肺疾病。

注意：穴下有桡动脉，针刺时应避开动脉。不宜瘢痕灸。

配伍：

太渊配列缺，主治咳嗽风痰。

太渊配内关、四缝，主治百日咳。

太渊配鱼际、肺俞、列缺，主治咳嗽、气喘。

太渊配丰隆、天突，主治风痰咳嗽。

太渊配列缺、孔最，有疏风解表、宣肺止咳的作用，主治咳嗽、气喘、胸背痛。

3. 云门穴

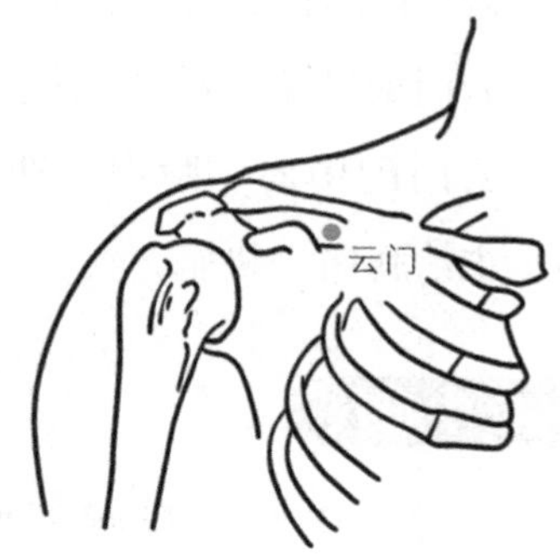

位置：云门穴在胸前壁的外上方，肩胛骨喙突上方，锁骨下窝凹陷处，距前正中线 6 寸。

主治：

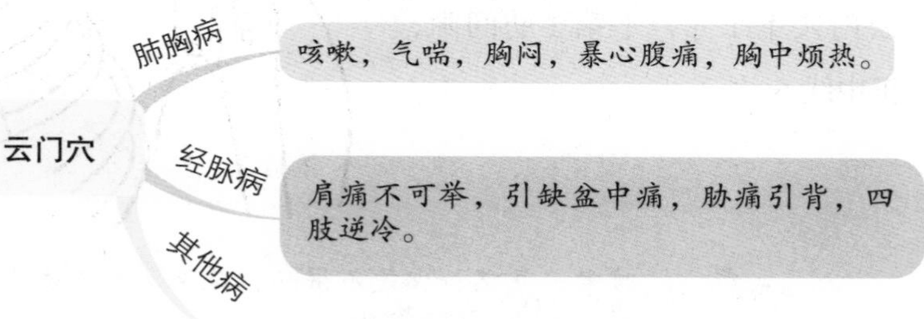

手法：

（1）刺法：一般直刺或向胸壁外侧斜刺 0.5 ～ 1.0 寸。

（2）灸法：艾炷灸 3 ～ 5 壮；或艾条灸 5 ～ 10 分钟。

（3）特效按摩：

①每天早晚用中指指腹点揉云门穴 1 ～ 3 分钟，坚持按摩，可远离咳嗽痰多症状。

②云门穴还可辅助降压，高血压患者可常按揉。

注意：不可向内侧、内后方深刺，以免刺破肺脏，造成气胸。

配伍：

云门配俞府，主治咳嗽喘息。

云门配肺俞、肓俞、尺泽，主治肺痨。

云门配尺泽、列缺，主治哮喘。

云门配中府、隐白、期门、肺俞，有通经活络、疏肝理气的作用，主治胸痛、胁痛。

4. 中府穴

位置：中府穴在胸前壁的外上方，云门穴下1寸，平第1肋间隙，距前正中线6寸。

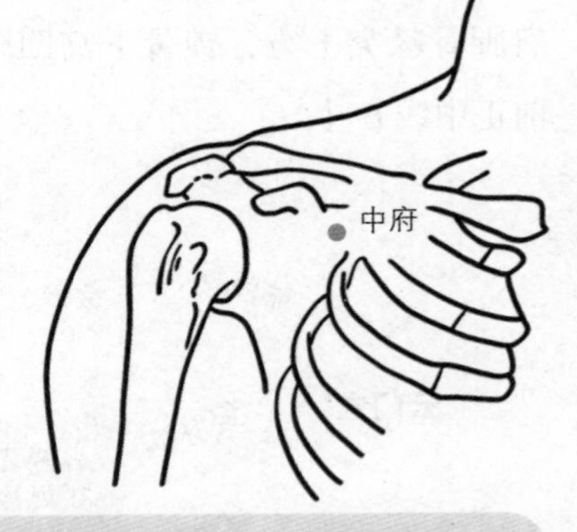

主治：

中府穴
- 肺胸病：咳嗽，气喘，少气不得息，胸闷，鼻流浊涕，喉痹，胸痛，咳吐脓血。
- 胃肠病：呕吐，不下食。
- 其他病：肩背痛，瘿瘤，胸中烦热，汗出，奔豚上下腹中与腰相引痛。

手法：

（1）刺法：向外斜刺0.5～0.8寸。

（2）灸法：艾炷灸3～5壮；或艾条灸5～10分钟。

（3）特效按摩：

①咳嗽不止时，点按中府穴和肺俞穴各200次，有即时止咳的功效。

②每天坚持按摩中府穴，可强化淋巴循环，减轻胸闷、肩背痛。

③“秋冬养阴”，应保养精气，可按摩中府穴，充养肺阴。

注意：中府穴不可向内深刺，以免伤及肺脏造成气胸。深刺进入腋窝内，应注意向外避开臂丛神经及腋动、静脉。

配伍：

中府配定喘、内关、膻中，主治支气管哮喘。

中府配云门、天府、华盖、肺俞，主治哮喘。

中府配风门、合谷，主治寒热、喉痹。

中府配肺俞，为俞募穴配穴法，有疏风解表、宣肺止咳的作用，主治外感咳嗽。

中府配肺俞、大椎，主治外感咳嗽。

中医小课堂

历代中医典籍对咳嗽的论述颇丰。早在《黄帝内经》中，便有“喘鸣”“喘咳”等记载，揭示了咳嗽与呼吸道不畅的紧密关系。汉代张仲景在《金匮要略》中进一步阐述了咳嗽的一种表现——“上气”，并详细描述了其症状：“咳而上气，喉中水鸡声。”为后世医家提供了重要的诊断依据。

明代虞抟在《医学正传》中首次将哮与喘明确区分，指出喘以呼吸急促为主要特征，而哮则以喉间声响为显著标志。这一区分不仅深化了对咳嗽的理解，也为临床诊断和治疗提供了更为精确的指导。

消化系统

消化系统疾病在中医的理论中主要归属为脾胃病范畴。饮食物的消化和营养物质的吸收、转输，是脾胃、肝胆、大小肠等多个脏腑一起参与下的一个极为复杂的生理过程，但是脾在其中起到的是主导作用，胃则是直接关系到整个机体的营养来源。所以中医认为脾胃是“仓廪之官”，被称为“后天之本，气血生化之源”。消化需要完成的一系列操作都需要脾、胃的配合，所以脾胃是通过经脉相互络属而构成表里关系，相互为用、相互制约。

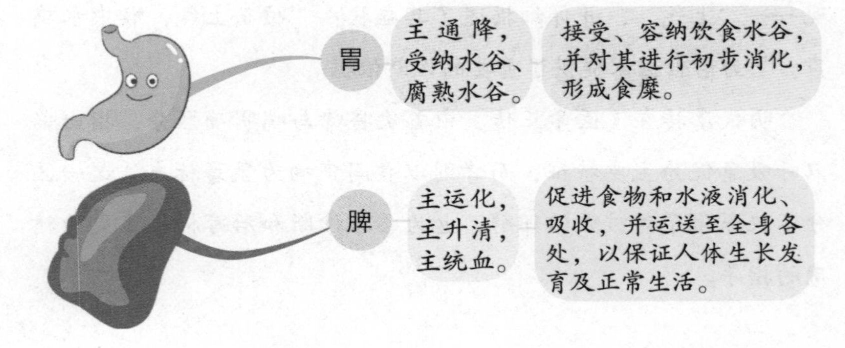

呃逆（打嗝）

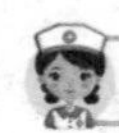

常见病小问答

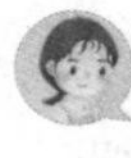

大夫，我最近总是“呃呃呃”的，感觉像是有什么卡在喉咙里。

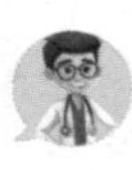

你描述的症状很像是呃逆，也就是常说的打嗝。这通常是由于胃气上逆导致的。

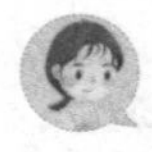

那我应该怎么办呢？这个症状已经持续好几天了，实在太难受了。

我建议你尽量避免食用辛辣、油腻和刺激性的食物，这些食物可能会刺激胃气上逆。多食用一些易消化、具有和胃降逆作用的食物，如生姜、萝卜等。

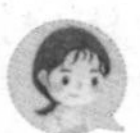

好的，我会注意的。还有其他方面需要注意吗？

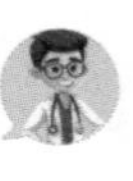

情绪因素也可能对呃逆有影响。尽量保持心情愉快，避免过度紧张和焦虑。

对症溯源

呃逆也称作打嗝，指气从胃中上逆，喉间频频作声，声音急而短促。健康人打嗝多半是跟饮食有关，吃得太快、太饱，或者进食的食物过冷、过热，或外界温度变化等都有可能引起打嗝，一般持续一段时间就会自行好转。如果呃逆频繁或者持续 24 小时以上，就被称为难治性呃逆，多发生于某些疾病。

呃逆
- 实证
  - 胃寒呃逆：呃声沉缓有力，膈间及胃脘不舒，得热则减，得寒愈甚，食欲减少，口淡不渴，舌苔白润，脉象迟缓。
  - 胃火呃逆：呃声洪亮有力，冲逆而出，口臭烦渴，喜冷饮，小便短赤，大便秘结，舌苔黄，脉象滑数。
  - 气滞痰阻：呃逆连声，胸胁胀满，脘闷食少，恶心嗳气，或肠鸣矢气，或呼吸不利，头目昏眩，平时多痰，苔薄腻，脉弦滑。
  - 气滞呃逆：呃逆连声，常因情志不畅而诱发或加重，胸胁满闷，脘腹胀满，嗳气纳减，肠鸣矢气，舌苔薄白，脉象弦。
- 虚证
  - 脾胃阳虚：呃声低弱无力，气不得续，泛吐清水，脘腹不适，喜温喜按，面色㿠白，手足不温，食少乏力，大便溏薄，舌质淡，苔薄白，脉象沉细弱。
  - 胃阴不足：呃声急促而不连续，口干舌燥，烦躁不安，不思饮食，或食后饱胀，大便干结，舌质红而干或有裂纹，脉象细数。
  - 脾肾阳虚：呃声低长，气不接续，泛吐清水，脘腹不舒，喜热喜按，面白少华，食少困倦，腰膝无力，气怯神疲，手足不温，舌淡，苔薄白，脉细弱。

基本治疗

在治疗上，实证中若属胃寒呃逆，应采用温中祛寒的疗法；若属胃火上逆，则需清降泄热。对于虚证，若属脾胃阳虚，治疗应补中益气、降逆和胃；若属胃阴不足，则应以生津养胃为主。

1. 膈俞穴

位置：膈俞穴在背部，第7胸椎棘突下，旁开1.5寸。八会穴之血会。

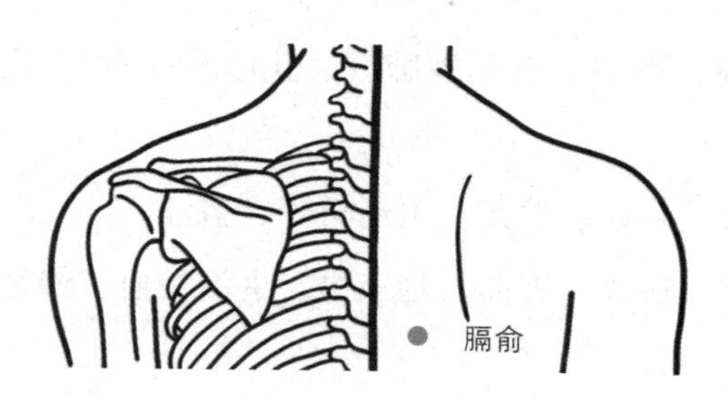

主治：

膈俞穴

- 消化系统疾病：神经性呕吐，胃炎，胃溃疡，肝炎，肠炎，肠出血。
- 循环系统疾病：心动过速，心脏肥大，心内、外膜炎。
- 外科系统疾病：食管癌，胃癌，食管狭窄，淋巴结结核，胸膜炎。
- 呼吸系统疾病：哮喘，支气管炎。
- 其他：贫血，慢性出血性疾患，膈肌痉挛，荨麻疹，小儿营养不良。

手法：

（1）刺法：斜刺 0.3 ~ 0.5 寸。

（2）灸法：艾炷灸 3 ~ 7 壮；或艾条灸 10 ~ 15 分钟；或者艾炷灸 5 ~ 7 壮，艾条温灸 10 ~ 15 分钟。

（3）特效按摩：每天饭前按揉膈俞穴 3 次，每次 200 下，可治中风病人进食难、吃饭呛、喝水呛等症。

注意：膈俞穴不可深刺，以防造成气胸。

配伍：

膈俞配中脘、内关，有宽胸利气的作用，主治胃痛、呃逆、呕吐、肠炎。

膈俞配肺俞、膻中，有调理肺气、止咳平喘的作用，主治咳嗽、气喘、肺炎。

膈俞配气海、肺俞、关元，主治自汗、盗汗。

膈俞配大椎、血海、脾俞、足三里，主治贫血、慢性出血病。

2. 中脘穴

位置：中脘穴在上腹部，胸前正中线上，脐中上 4 寸。

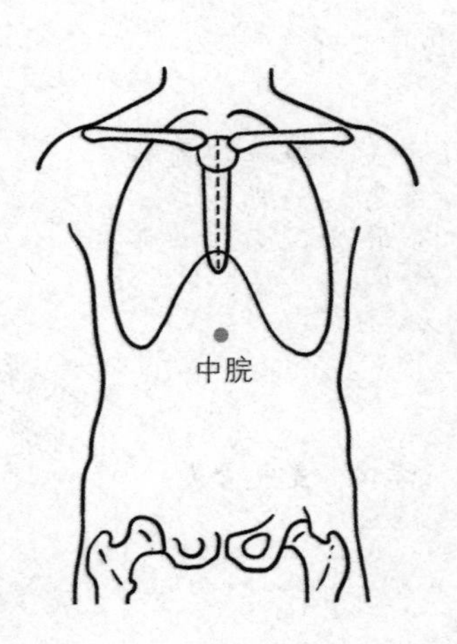

主治：

胃痛，呕吐，呃逆，反胃，腹胀，腹痛，泄泻，痢疾，黄疸，水肿等。

手法：

（1）刺法：一般直刺 0.5 ~ 1.0 寸。

（2）灸法：艾炷灸 5 ~ 10 壮；或艾条灸 15 ~ 30 分钟。

（3）特效按摩：在中脘穴或摩或按，可治疗胃痛、呕吐等症。

注意：孕妇慎用；中脘穴深部有胃、胰腺、腹主动脉，直刺不宜过深，瘦弱患者需要特别注意。如有肝脾大者不宜向左右侧及上方透刺。

配伍：

中脘配天枢、足三里、内庭，主治霍乱吐泻。

中脘配气海，有益气摄血的作用，主治便血、呕血、脘腹胀痛。

中脘配足三里，主治腹满。

中脘配胃俞，属俞募配穴法，有调中和胃、宽中利气的作用，主治胃脘胀满、食欲不振、呕吐呃逆。

中脘配内关，主治呕吐。

3. 内关穴

位置：内关穴在前臂掌侧，曲泽穴与大陵穴的连线上，腕横纹上 2 寸，掌长肌腱与桡侧腕屈肌腱之间。

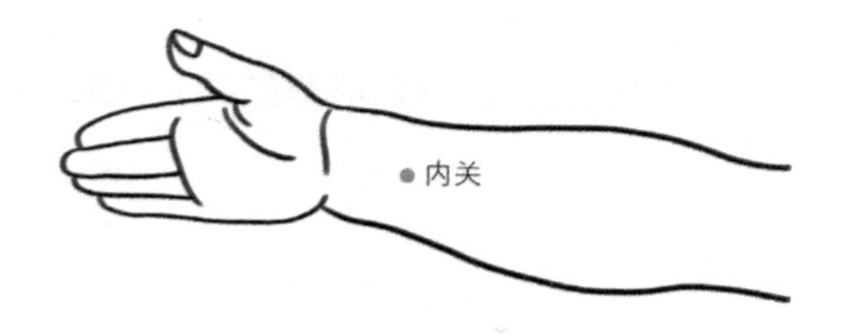

主治：

内关穴

- 循环系统疾病：风湿性心脏病，心绞痛，心肌炎，心内、外膜炎，心动过速，心动过缓，心律不齐，血管闭塞性脉管炎，无脉症，高血压。
- 消化系统疾病：胃炎，胃痉挛，肠炎，痢疾，急性胆道疾患。
- 精神、神经系统疾病：癫痫，癔病，失眠，血管性头痛，多发性神经炎，脑血管病后遗症以及手术疼痛，膈肌痉挛，休克。
- 其他：甲状腺功能亢进，哮喘，疟疾。

手法：

（1）刺法：直刺 0.5 ～ 1 寸。

（2）灸法：艾炷灸 3 ～ 5 壮；或艾条灸 5 ～ 10 分钟。

（3）特效按摩：用左手拇指指尖按压右侧内关穴 10 ～ 15 分钟，每日 2 ～ 3 次；再用右手按压左侧内关穴，反复操作。可改善风湿性心脏病、心肌炎、冠心病、心绞痛、心律不齐等症状。

配伍：

内关配公孙、足三里、中脘，主治胃痛、呕吐。

内关配太渊，有益心安神、理气复脉的作用，主治无脉症。

内关配足三里、中脘，有和胃降逆、理气止痛的作用，主治胃脘痛。

内关配三阴交、合谷，有益气行血、化瘀通络的作用，主治心气不足之心绞痛。

内关配公孙，为八脉交会穴，有和胃降逆的作用，主治呃逆。

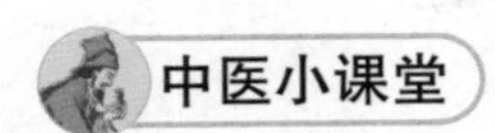

《伤寒论》中提到，打嗝可能是由于胃中虚冷、阳明病导致的，当胃受到寒邪侵袭或功能减弱时，就容易出现打嗝现象。这不仅是生理现象，更是身体机能的反应。张仲景通过“不能食，攻其热必哕”的描述，精准地指出了打嗝与胃寒之间的关系。

《黄帝内经》则指出，我们进食后，食物进入胃中，胃气随之将食物中的精微物质向上输送到肺部。然而，如果胃中受到寒气的侵袭，寒气会与食物和水谷在胃中相互搏结，导致胃的正常功能受到干扰。这种扰乱会引起胃气上逆，进而产生呃逆的症状，即我们通常所说的打嗝。

胃痛

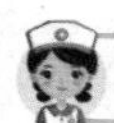

常见病小问答

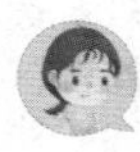

大夫，我吃了一顿特别辣的火锅，吃完就觉得肚子难受，很疼。

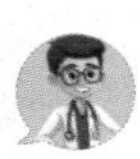

这是吃了太刺激的食物，导致的胃疼啊。

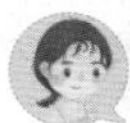

这可怎么办啊，这么疼下去我受不了啊。

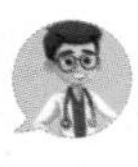

如果只是单纯吃了刺激性食物导致的胃疼比较容易缓解，喝点温热的牛奶或者蜂蜜水可以很好地保护胃黏膜，减少刺激，疼痛感也会减轻。

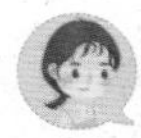

我再也不乱吃东西了！

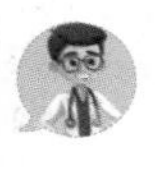

虽然好像人体吃什么胃都能消化，看上去像是无坚不摧，但其实胃是一个比较脆弱的器官，辛辣刺激或者大量饮酒都会对胃造成损伤。日常一定要注意饮食，可以适当多吃如南瓜、山药之类容易消化的食物。

对症溯源

胃疼是一种常见的病症，引起胃疼的原因也是多种多样的。

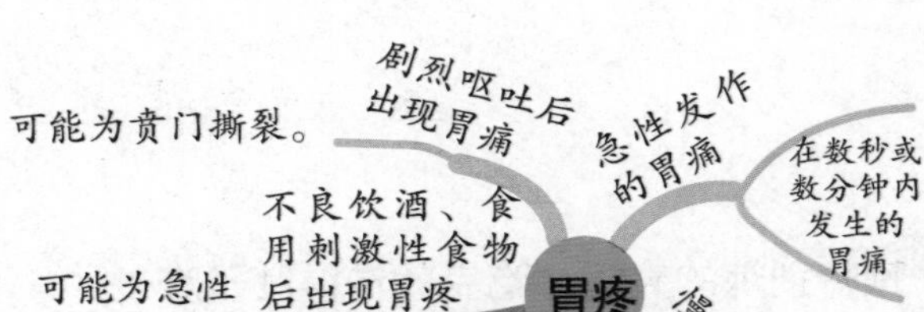

基本治疗

胃疼根据病因的不同，还可以选用不同的穴位配伍。

治疗胃疼的穴位：首选中脘穴、下脘穴、梁丘穴、内关穴、足三里

气滞血瘀引起的胃痛：可以加血海穴、膈俞穴。

肝气犯胃引起的胃痛：可以加合谷穴、太冲穴、期门穴。

脾胃虚寒引起的胃痛：可以加胃俞穴、关元穴。

脾胃气虚引起的胃痛：可以加气海穴、关元穴。

1. 下脘穴

位置：下脘穴在上腹部，胸前正中线上，脐中上 2 寸。

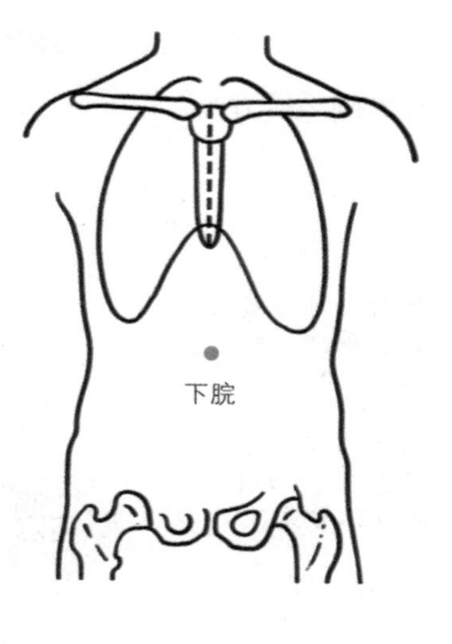

主治：

胃痛、腹胀、泄泻、呕吐、食谷不化、痞块。

手法：

（1）刺法：直刺 0.5 ~ 1 寸，局部酸胀。

（2）灸法：艾炷灸 5 ~ 7 壮；或艾条灸 10 ~ 20 分钟。

（3）特效按摩：按摩时以手掌按揉下脘穴 50 ~ 100 次，对缓解腹痛，治疗消化不良、呕吐十分有效。

注意：孕妇此穴慎用针灸，亦不可艾灸。

配伍：

下脘穴配梁门，主治消化道溃疡。

下脘配陷谷，有行气和胃的作用，主治肠鸣、食谷不化。

下脘配中脘，有和中健胃、活血化瘀的作用，主治腹坚硬胀、痞块。

下脘配足三里，有行气降气、宽中醒脾的作用，主治食饮不化、入腹还出。

灸下脘，配内关、足三里，主治呕吐、腹痛。

2. 三阴交穴

位置：三阴交在小腿内侧，足内踝尖上3寸，胫骨内侧缘后方。

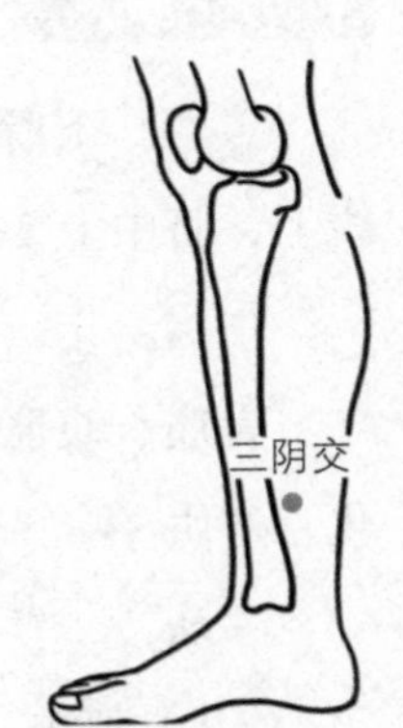

主治：

三阴交穴

精神、神经系统疾病：癫痫，精神分裂症，神经衰弱。

循环系统疾病：高血压，血栓闭塞性脉管炎。

其他：荨麻疹，神经性皮炎，膝、踝关节及其周围软组织病变，糖尿病。

消化系统疾病：急慢性肠炎，细菌性痢疾，肝脾大，腹水浮肿，肝炎，胆囊炎。

泌尿生殖系统疾病：肾炎，尿路感染，尿潴留，尿失禁，乳糜尿。

妇产科系统疾病：月经失调，功能性子宫出血，痛经，带下，更年期综合征，阴道炎，盆腔炎，前阴瘙痒，胎位异常，子宫下垂，难产。

手法：

（1）刺法：直刺0.5 ~ 1.0寸，局部酸胀，可有麻电感向足底放散或酸胀感扩至膝关节和股内侧。

（3）灸法：艾炷灸3 ~ 7壮；或艾条灸5 ~ 15分钟。

（3）特效按摩：用拇指指尖垂直按压三阴交，每天早晚各1次，每次左右足各1 ~ 3分钟，可改善女性各种病症。

注意：孕妇禁针。孕妇禁按，有引发流产的危险。

配伍：

三阴交配外麻点、切口旁针；太冲、下巨虚；内关、足三里，均有良好的镇痛作用，是剖宫产麻醉最常用的基本方。

三阴交配天枢、合谷，有清热除湿、健脾和中的作用，主治小儿急性肠炎。

三阴交配天枢、合谷、中脘，主治急性肠炎。

三阴交配天枢、合谷、阴陵泉，主治疗腹泻、食谷不化。

3.神阙穴

位置：神阙穴在腹中部，脐中央。

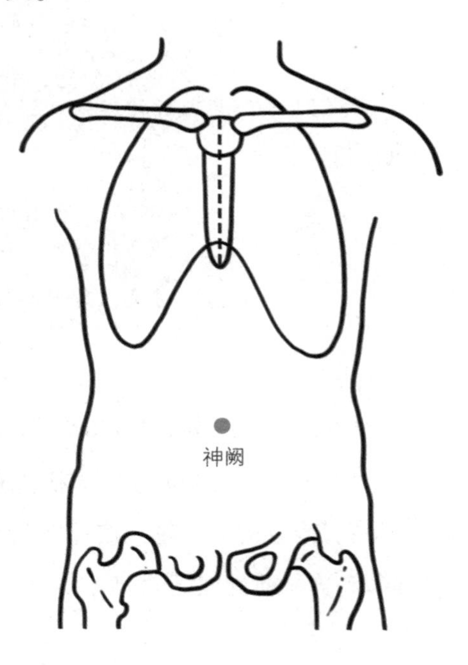

主治：

腹痛、泄泻、脱肛、水肿、虚脱。

手法：

（1）刺法：禁刺。

（2）灸法：多用艾条或艾炷隔盐灸。

（3）特效按摩：经常揉脐（神阙穴），可防治小儿腹泻、疳积等；突然大汗淋漓、唇舌苍白、手脚冰冷之虚脱症，马上温灸神阙可起到急救作用。

配伍：

神阙配关元，有温补肾阳的作用，主治久泄不止、肠鸣腹痛。

神阙配石门，有温阳利水、通经行气的作用，主治大腹水肿、小便不利。

神阙配石门、天枢、气海，主治少腹疝气。

神阙配足三里，主治肠鸣腹痛。

神阙配水分、气海，主治绕脐痛。

4. 期门穴

位置：期门穴在胸部，乳头直下，第 6 肋间隙，胸前正中线旁开 4 寸。

主治：

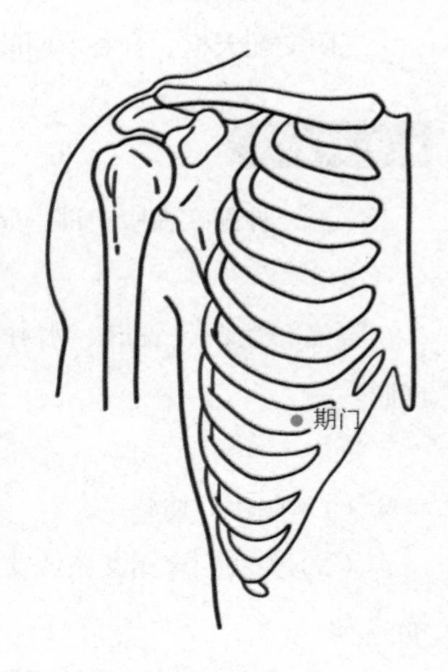

期门穴

- 消化系统疾病：胃肠神经官能症，肠炎，胃炎，胆囊炎，肝炎，肝肿大。
- 其他疾病：心绞痛，胸胁胀满，癃闭遗尿，肋间神经痛，腹膜炎，胸膜炎，心肌炎，肾炎，高血压。

手法：

（1）刺法：斜刺 0.3 ～ 0.5 寸，不宜深刺。

（2）灸法：艾炷灸 3 ～ 5 壮；或艾条灸 5 ～ 10 分钟。

（3）特效按摩：每天按揉期门穴 2 次，每次 200 下。可治各种妇科疾病和男科前列腺肥大。

注意：

①内部右侧为肝右叶前缘，左侧为横结肠及胃底，不宜深刺。

②针刺时应控制好进针的方向、角度和深度，以防刺伤肝、肺。

配伍：

期门配肝俞、膈俞，有疏肝、活血化瘀的作用，主治胸胁胀痛。

期门配肝俞、膈俞、外关、阳陵泉，主治胸胁胀痛。

期门配阳陵泉、中封，有舒肝利胆的作用，主治黄疸。

期门配日月、肝俞、胆俞、至阳，主治黄疸。

中医小课堂

胃痛之名最早记载于《内经》。《内经》中首先提出胃痛的发生和肝、脾有关，还提出了寒邪、伤食致病说。到了汉代张仲景取法《内经》，明确了“胃脘当心而痛”的部位是在“心下”（胃在古代也称为胃脘），从这个时期一直到晋代，胃疼仍和心痛混称。到了金元时期，中医“脾胃学说”的创始人李杲在《兰室秘藏》中，强调了脾胃对于人类的重要性，立“胃脘痛”一门，提出了在胃痛急性发作时，不仅可以用药物治疗，还可以用刺灸法立止其痛。

呕吐

常见病小问答

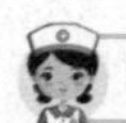

大夫，我最近总是感觉恶心，时不时就会呕吐，尤其是早上刚起床的时候，这是怎么回事啊?

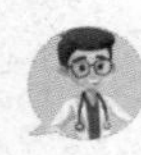

呕吐的原因有很多，可能是消化不良、胃炎、食物中毒等引起的。除了呕吐，你还有没有其他的症状，比如胃疼、腹泻、发热等?

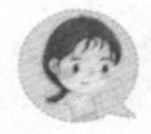

有时候会有点胃疼，但是没有腹泻和发热。

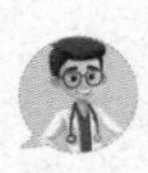

那可能是轻微的胃炎导致的呕吐。建议你先调整饮食，避免进食油腻、辛辣、刺激性食物，多吃清淡易消化的食物，比如稀饭、面条等。如果症状持续不减或者加重，就需要及时来医院检查治疗。

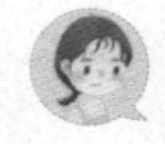

好的，我会注意饮食的。但是呕吐实在太难受了，有没有什么办法能缓解一下呢?

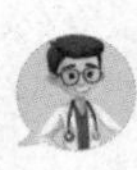

在调整饮食的同时，你可以尝试一些中医的方法来缓解呕吐。

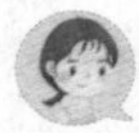

对症溯源

呕吐通常是因为胃的功能出现失调，使得食物无法正常消化下行，反而气逆上冲。呕吐时伴有食物腐烂的气味、胃部胀满或疼痛，是因为饮食过量或不当造成的食积停滞。呕吐并伴有食欲减少、精神疲乏、大便稀溏时，是脾胃虚寒引起的。呕吐经常是由情绪问题引发，且伴有胁痛、胃酸过多以及脉象弦紧，那么多半是肝气犯胃所致。

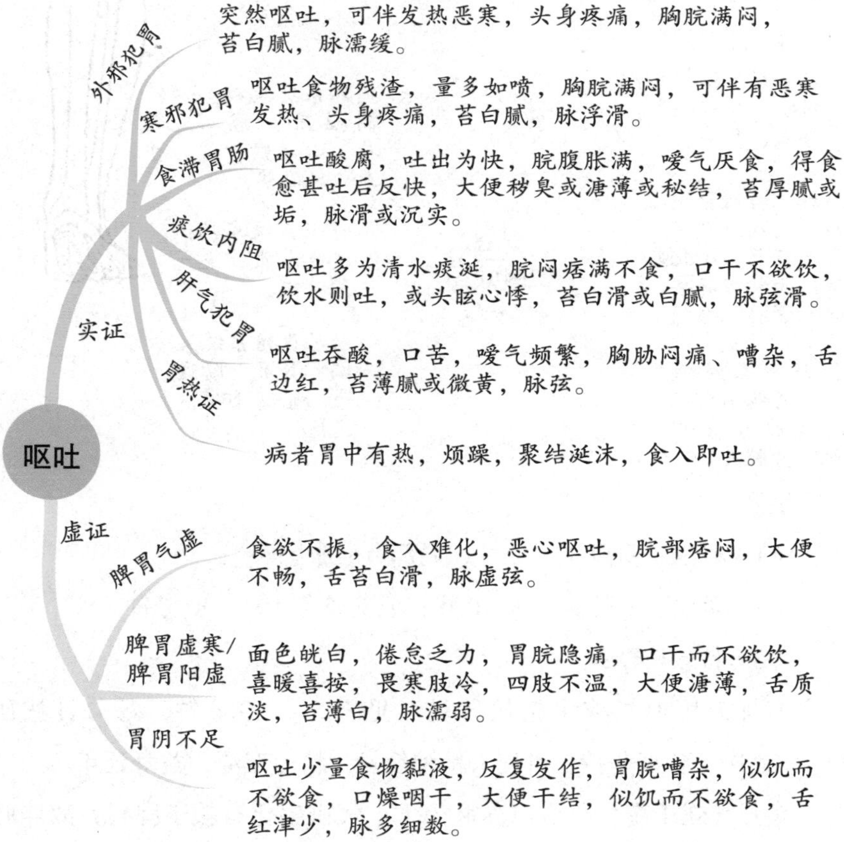

呕吐

- 实证
  - 外邪犯胃：突然呕吐，可伴发热恶寒，头身疼痛，胸脘满闷，苔白腻，脉濡缓。
  - 寒邪犯胃：呕吐食物残渣，量多如喷，胸脘满闷，可伴有恶寒发热、头身疼痛，苔白腻，脉浮滑。
  - 食滞胃肠：呕吐酸腐，吐出为快，脘腹胀满，嗳气厌食，得食愈甚吐后反快，大便秽臭或溏薄或秘结，苔厚腻或垢，脉滑或沉实。
  - 痰饮内阻：呕吐多为清水痰涎，脘闷痞满不食，口干不欲饮，饮水则吐，或头眩心悸，苔白滑或白腻，脉弦滑。
  - 肝气犯胃：呕吐吞酸，口苦，嗳气频繁，胸胁闷痛、嘈杂，舌边红，苔薄腻或微黄，脉弦。
  - 胃热证：病者胃中有热，烦躁，聚结涎沫，食入即吐。
- 虚证
  - 脾胃气虚：食欲不振，食入难化，恶心呕吐，脘部痞闷，大便不畅，舌苔白滑，脉虚弦。
  - 脾胃虚寒/脾胃阳虚：面色㿠白，倦怠乏力，胃脘隐痛，口干而不欲饮，喜暖喜按，畏寒肢冷，四肢不温，大便溏薄，舌质淡，苔薄白，脉濡弱。
  - 胃阴不足：呕吐少量食物黏液，反复发作，胃脘嘈杂，似饥而不欲食，口燥咽干，大便干结，似饥而不欲食，舌红津少，脉多细数。

基本治疗

呃逆的基本治疗原则是和胃降逆。对于实证患者，多因外感、痰饮、食积或情志失调导致的气机逆乱，治疗时应侧重于祛邪化浊，迅速缓解病情。而对于虚证患者，主要因脾胃气阴不足引起，治疗时需注重扶正固本，温中健胃或滋养胃阴，以逐步恢复脾胃功能。

1. 足三里穴

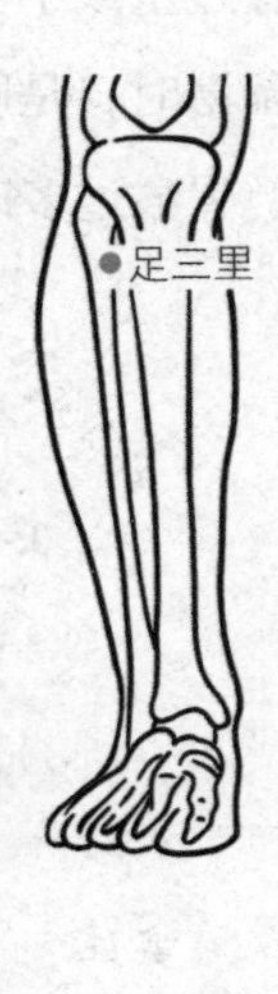

位置：足三里穴在小腿前外侧，犊鼻穴下 3 寸，距胫骨前缘一横指（中指）。

主治：

足三里穴

五官科系统疾病：眼疾，口腔疾患，耳聋，耳鸣。

精神、神经系统疾病：头痛，失眠，神经衰弱，小儿麻痹，面神经麻痹，脑血管病，癫痫。

妇产科系统疾病：月经不调，功能性子宫出血，盆腔炎。

循环系统疾病：高血压，冠心病，心绞痛，贫血，风湿热。

呼吸系统疾病：支气管炎，支气管哮喘。

泌尿生殖系统疾病：肾炎，膀胱炎，遗尿，阳痿，遗精。

手法：

（1）刺法：直刺 1 ~ 2 寸，局部有酸胀感。

（2）灸法：艾炷灸 5 ~ 10 壮；或艾条灸 10 ~ 30 分钟。

（3）特效按摩：

①每天用拇指或中指按压足三里穴 5 ~ 10 分钟，每分钟按压 15 ~ 20 次，长期坚持，可使人精神焕发，精力充沛，益寿延年。

②肝气旺于春，故应以养肝为主。气血生化有赖于脾胃，故养肝先健脾，可每天按摩足三里穴 10 ~ 30 分钟，也可艾灸。

③夏季火旺，与心功能相符，故应养心安神，可每天按摩足三里穴 10 ~ 15 分钟，也可艾灸。

注意：小儿忌灸足三里。

配伍：

足三里配内关、中脘，有和胃降逆、宽中利气的作用，主治胃脘痛、反胃呕吐。

足三里配脾俞、气海、肾俞，有温阳散寒、调理脾胃的作用，主治脾虚慢性腹泻。

足三里配环跳、风市，主治下肢麻木。

足三里配关元，施以化脓灸、隔物灸、药物灸等至皮肤出现红晕，有增强体质的作用。

2. 内庭穴

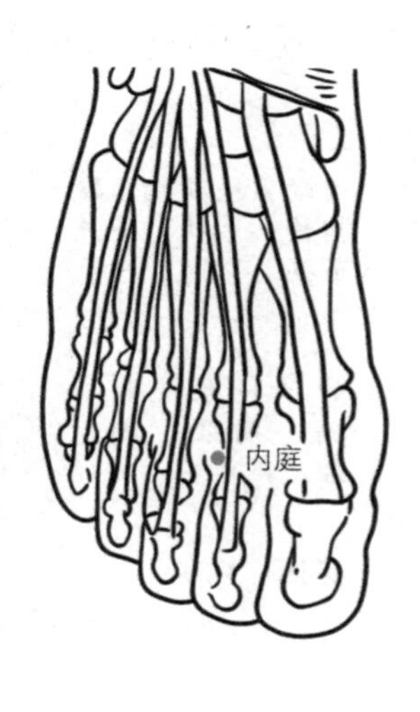

位置：内庭穴在足背，第2、第3趾间，趾蹼缘后方赤白肉际处。足阳明胃经的荥穴。

主治：

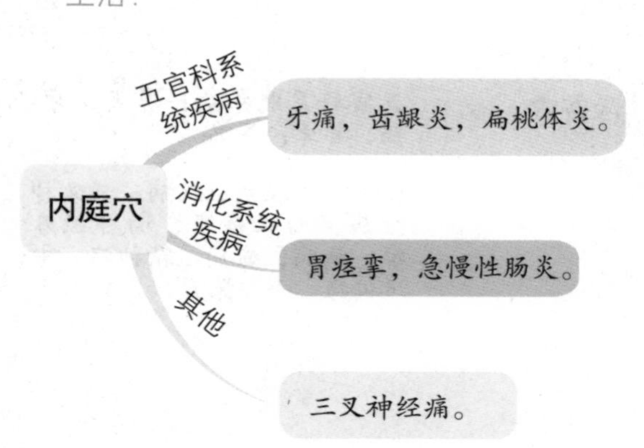

手法：

（1）刺法：一般直刺或斜刺0.3～0.5寸。

（2）灸法：艾炷灸3～5壮；或艾条灸5～10分钟。

（3）特效按摩：用一手拇指指腹放在对侧内庭穴上，适当用力上下推动，有消肿止痛的功效。可治口腔溃疡、鼻出血等上火症状。

配伍：

内庭配上星、太阳、头维，有清利头目的作用，主治头痛、目赤肿痛。

内庭配太冲、曲池、大椎，主治热病。

内庭配颊车、地仓、下关，主治口眼㖞斜。

内庭配天枢、厉兑，主治食不化、不嗜食。

3. 合谷穴

位置：合谷穴在手背，第1、第2掌骨间，第二掌骨桡侧的中点处。

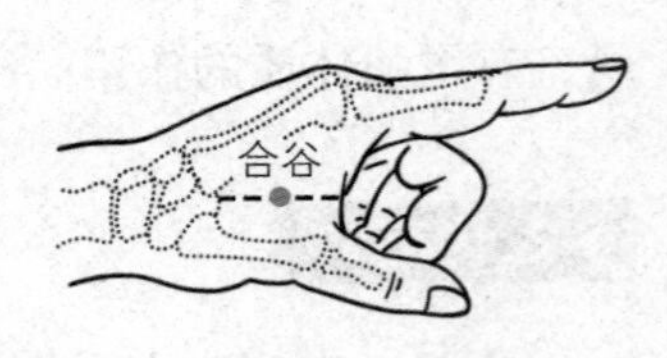

主治：

合谷穴

运动系统疾病：腰扭伤，落枕，腕关节痛。

呼吸系统疾病：感冒，头痛，咽炎，扁桃体炎。

妇产科系统疾病：痛经，闭经，催产。

五官科系统疾病：鼻炎，牙痛，耳聋，耳鸣。

其他：呃逆。

精神、神经系统疾病：三叉神经痛，面肌痉挛，面神经麻痹，癔病，癫痫，精神病，中风偏瘫，小儿惊厥。

手法：

（1）刺法：直刺0.5 ~ 1寸。

（2）灸法：艾炷灸3 ~ 5壮；或艾条灸5 ~ 10分钟。

（3）特效按摩：

①用拇指掐捏患者合谷穴，持续2 ~ 3分钟，可缓解因中暑、中风、虚脱等导致的晕厥。

②深秋凉燥易侵袭人体，故应润燥，可每天按摩合谷穴。

注意：针刺时针尖不宜偏向腕侧，以免刺破手背静脉网和掌深动脉而引起出血。本穴提插幅度不宜过大，以免伤及血管引起血肿。孕妇禁针，更不能和三阴交相配使用，以防滑胎。

配伍：

合谷配列缺，为原络配穴法。

合谷配列缺、外关，主治感冒头痛。

合谷配复溜，主治少汗或多汗。

合谷配地仓透颊车，主治口眼㖞斜。

合谷配下关、颊车，主治牙痛。

中医小课堂

《黄帝内经》记载："寒气客于肠胃，厥逆上出，故痛而呕也。"提出寒气入侵肠胃会导致腹痛伴呕吐。又记载："诸呕吐酸，暴注下迫，皆属于热。"提出呕吐、反酸、突发腹泻，属于热所致，当然胃肠有热可以导致呕吐、反酸、腹泻，但其他原因也可以导致以上症状，临床需注意鉴别。又记载"少阳之胜，热客于胃，呕酸善饥"，同样提出热伤胃可以导致呕吐、反酸、容易饥饿。除了外感寒、热之邪容易导致呕吐之外，外感风、湿、燥、暑等外邪也可以导致呕吐，临床需要根据全身情况仔细诊断，不可盲目止吐。

便秘

常见病小问答

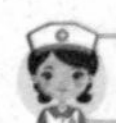

大夫，我最近总是感觉肚子不舒服，排便也不太顺畅，有时候好几天都没有大便。

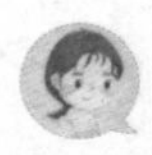

你这是便秘的症状。便秘是指排便次数减少、粪便干硬和排便困难。你饮食和作息最近怎么样？

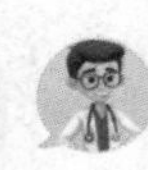

我最近工作比较忙，经常加班，饮食也不太规律，有时候忙起来就随便吃点什么。

这可能就是导致你便秘的原因之一。不规律的饮食和作息会扰乱肠道的正常蠕动，导致排便不畅。建议你调整饮食，多吃高纤维食物，如蔬菜、水果等，同时保持规律的作息习惯。

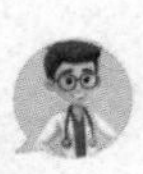

好的，我会注意的。但是我现在很难受，有没有什么办法能缓解一下呢？

可以先试试一些简单的方法，比如多喝水、适当运动、按摩腹部等。

对症溯源

饮食入胃后，脾胃进行消化与吸收，将养分供给身体，糟粕则传送至大肠形成大便。若胃肠功能正常，排便通畅；如果受病或受燥热、气滞、气虚、血虚、阴寒等因素影响，就可能导致便秘。

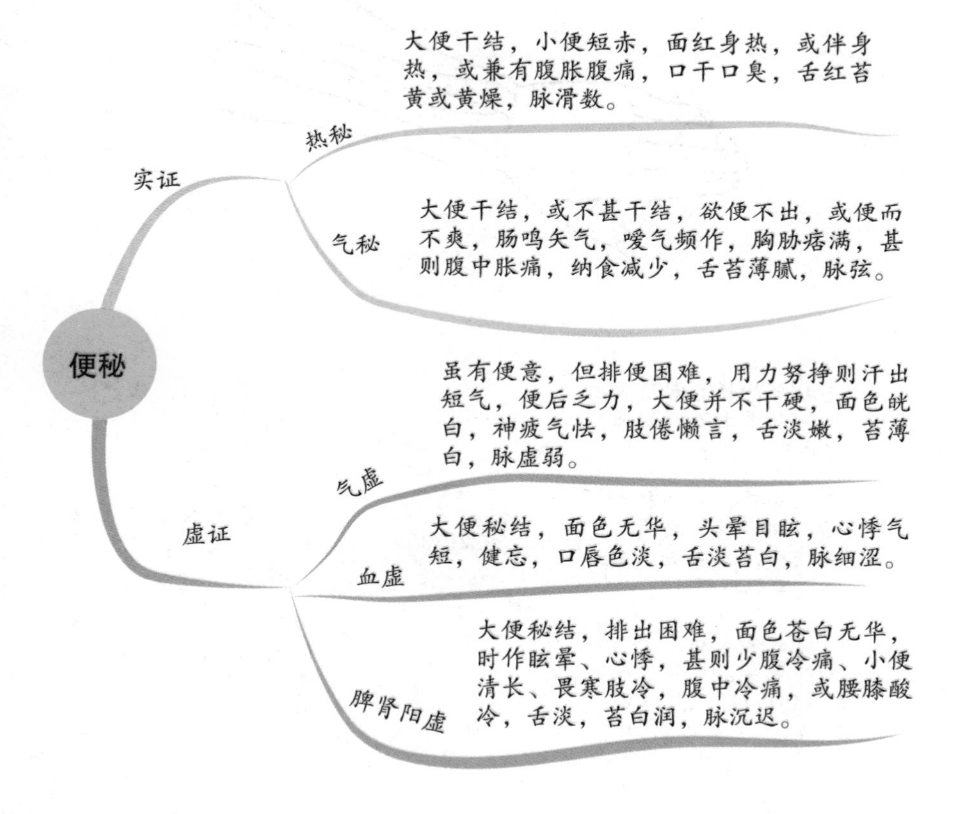

基本治疗

便秘治疗需根据发病原因和临床表现，分虚证和实证，应根据不同病因采用不同方法。

1. 支沟穴

位置：支沟穴在前臂背侧，阳池穴与肘尖的连线上，腕背横纹上 3 寸，尺骨与桡骨之间。

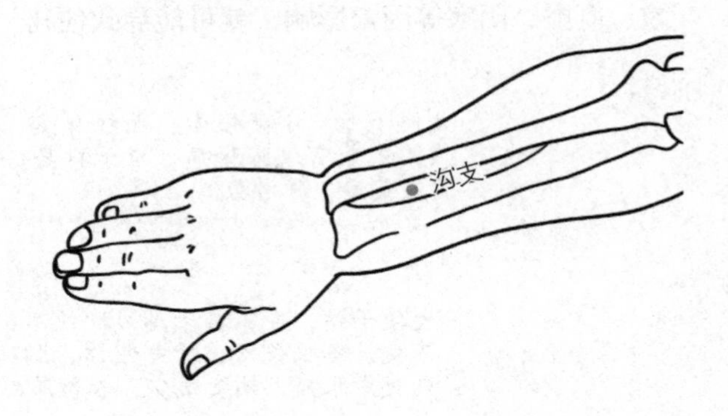

主治：

支沟穴

支沟穴是针麻常用穴之一。多用于治疗胁痛，习惯性便秘等。

其他疾病：肋间神经痛，胸膜炎，肺炎，心绞痛，心肌炎，急性舌骨肌麻痹。

运动系统疾病：上肢麻痹瘫痪，肩背部软组织损伤，急性腰扭伤。

头面五官疾病：暴喑，咽肿，耳聋耳鸣，目赤目痛。

消化系统疾病：习惯性便秘，呕吐泄泻。

妇科疾病：经闭，产后血晕不省人事，产后乳汁分泌不足。

手法：

（1）刺法：直刺 0.5 ～ 1 寸，局部有酸胀感，针感可向上扩散至肘部，有时或有麻电感向指端放散。

（2）灸法：艾炷灸 3 ～ 5 壮；或艾条灸 5 ～ 10 分钟。

（3）特效按摩：按揉支沟穴 3 ～ 5 分钟，可清除体内堆积宿便，防止便秘、腹胀。

配伍：

支沟配上巨虚、天枢，主治习惯性便秘。

支沟穴配足三里、大横透天枢，主治习惯性便秘。

支沟配足三里，有通调腑气的作用，主治便秘。

支沟穴配关冲，主治肩臂酸重。

支沟配阳池、八邪，有行气活血、舒筋通络的作用，主治手指震颤。

2. 照海穴

位置：照海穴在足内侧，内踝尖下方凹陷处。

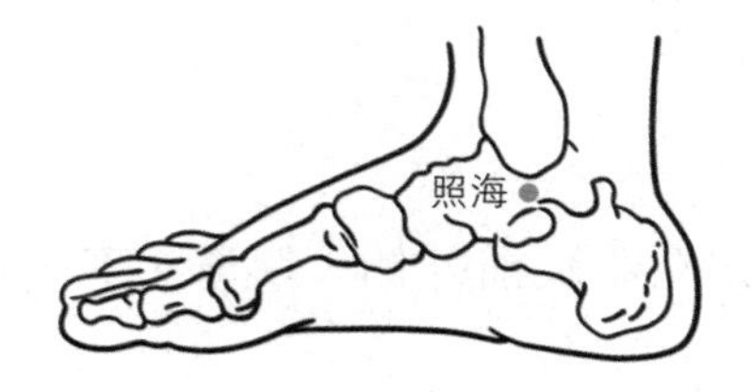

主治：

照海穴

妇产科系统疾病：子宫脱垂，月经不调。

五官科系统疾病：急性扁桃体炎，慢性咽喉炎。

其他：便秘。

精神、神经系统疾病：神经衰弱，癔病，癫痫，失眠。

手法：

（1）刺法：直刺 0.5 ~ 0.8 寸，局部有酸麻感，可扩散至整个踝部。

（2）灸法：艾炷灸 3 ～ 5 壮；或艾条灸 5 ～ 10 分钟。

（3）特效按摩：常用拇指指腹轻轻向下揉按照海穴，每次 1 ～ 3 分钟，有补肾、养肝、健脾的功效。

注意：照海针刺时，针尖不宜偏向后侧，以免刺破胫后动、静脉。

配伍：

照海配关元、中极、肾俞、膀胱俞，主治小便频数。

照海配大陵、神门、三阴交，主治失眠。

照海配肾俞、命门、志室、腰阳关、委中，主治肾虚腰痛。

照海配太冲、风池，主治头痛、眩晕。

3. 上巨虚穴

位置：上巨虚穴在小腿前外侧，犊鼻穴下 6 寸，距胫骨前缘一横指。

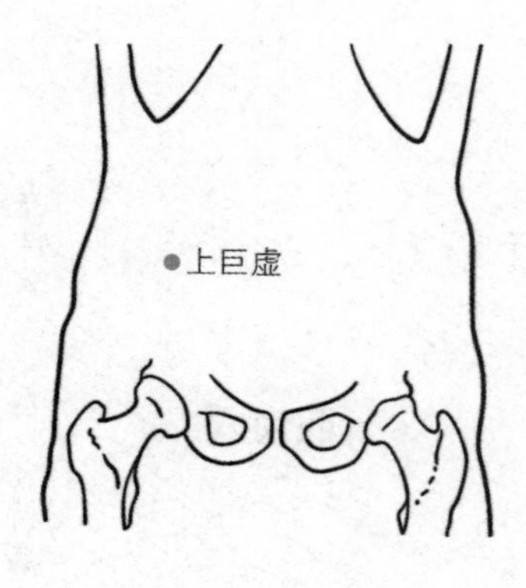

主治：

上巨虚穴

消化系统疾病：阑尾炎，胃肠炎，泄泻，痢疾，疝气，便秘，消化不良。

运动系统疾病：脑血管病后遗症，下肢麻痹或痉挛，膝关节肿痛。

手法：

（1）刺法：一般直刺 0.8 ～ 1.2 寸。

（2）灸法：艾炷灸 3 ～ 7 壮；或艾条灸 5 ～ 15 分钟。

（3）特效按摩：按揉上巨虚穴，主治消化系统疾病，如阑尾炎、肠胃炎、腹泻等。用艾灸法效果最好，将艾条对准穴位，距皮肤 2 ～ 3 厘米，灸 5 ～ 10 分钟。

注意：上巨虚穴不能针刺过深，以免造成内出血、皮下血肿。

配伍：

上巨虚配天枢、曲池，主治菌痢。

上巨虚配支沟、大肠俞，主治便秘。

上巨虚配天枢、中脘，主治急性腹痛。

上巨虚配天枢、内关、曲池、公孙，主治痢疾、腹胀、腹痛。

4. 长强穴

位置：长强穴在尾骨下，尾骨端与肛门连线的中点处。

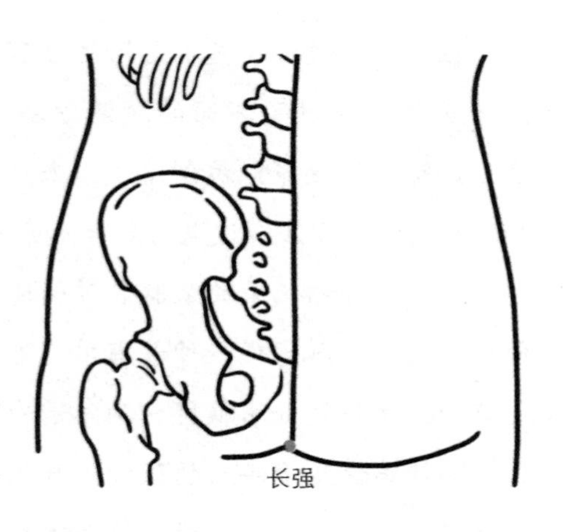

主治：

泄泻、便血、便秘、痔疾、脱肛、癫痫、腰脊和尾骶部疼痛。

手法：

（1）刺法：斜刺，针尖向上与骶骨平行刺入 0.5 ～ 1 寸。

（2）灸法：艾炷灸 3 ～ 7 壮；或艾条灸 5 ～ 15 分钟，一般不灸。

（3）特效按摩：正坐，上身前俯，一手伸到臀后，用中指用力揉按长强穴，每天早晚各揉按 1 ~ 3 分钟，可治疗便秘、痔疮、脱肛，能迅速止泻。

注意：针刺长强穴时不得刺穿直肠，以防感染。

配伍：

长强穴配承山灸，有清热通便、活血化瘀的作用，主治久痔、痔疾、便结。

长强穴配百会、气海，主治脱肛。

长强配百会，有通调督脉、益气升阳的作用，主治脱肛、头昏。

长强配小肠俞，有行气通腑、分清泌浊的作用，主治大小便难、淋症。

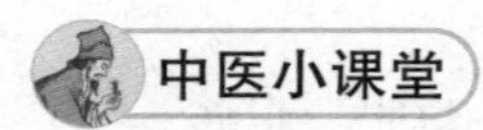

在古代，便秘一直都是困扰医家的疑难杂症。很多医学家在医学实践中发现了不同的通便方法。除去内服方药之外，外治法、贴脐通便法等也被创造了出来。上千年前就已经发现了塞肛和灌肠的通便方法，这也为后世的通便治疗指明了方向。

最早有详细记录的塞肛和灌肠通便治疗是东汉末年的医圣张仲景。对于塞肛通便，仲景书中是这样记载的："取蜜七合，微火煎饴，捻作锭如枣核样，纳谷道中，用手按住，欲大便时，去之。"就是说几千年前的张仲景就已经使用捻成枣核样的蜂蜜塞入肛门来通便了。这个蜂蜜栓是需要用火烧开，然后待其冷却并捻成红枣核一样大小，最后就是塞进肛门等到想要大便的时候，把蜂蜜栓取出来就可以了。

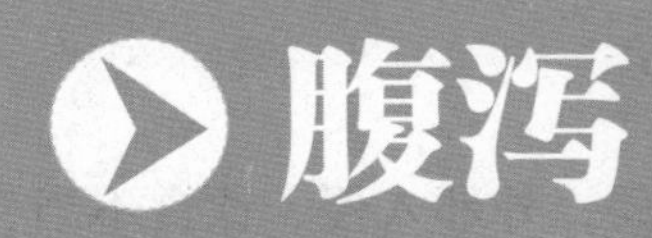

腹泻

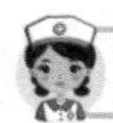

常见病小问答

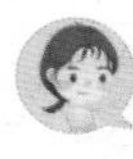

大夫，我突然就开始拉肚子，已经持续两天了，肚子也隐隐作痛。

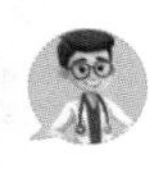

看你脸色确实有些苍白，拉肚子很频繁吗？有没有伴随其他症状？

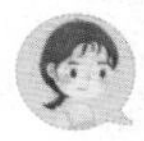

嗯，一天要跑好几次厕所，拉出来的大便很稀。而且肚子总是咕咕叫，感觉里面有很多气。

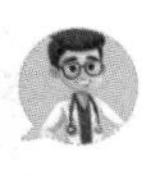

这应该是腹泻的症状。腹泻可能是由食物中毒、肠道感染或是其他原因引起的。你最近有没有吃过什么可能不干净或者变质的食物？

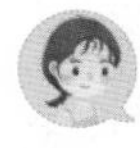

我想想，前两天在外面吃过一家小摊贩的食物，之后就开始不舒服了。

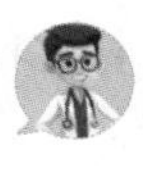

那可能是食物中毒导致的腹泻。在吃药的同时需要补充足够的水分和电解质，以防脱水。

对症溯源

腹泻主要源于脾胃与大小肠的功能障碍，外邪入侵、饮食不当、情绪失调或脏腑虚弱都可能是诱因。

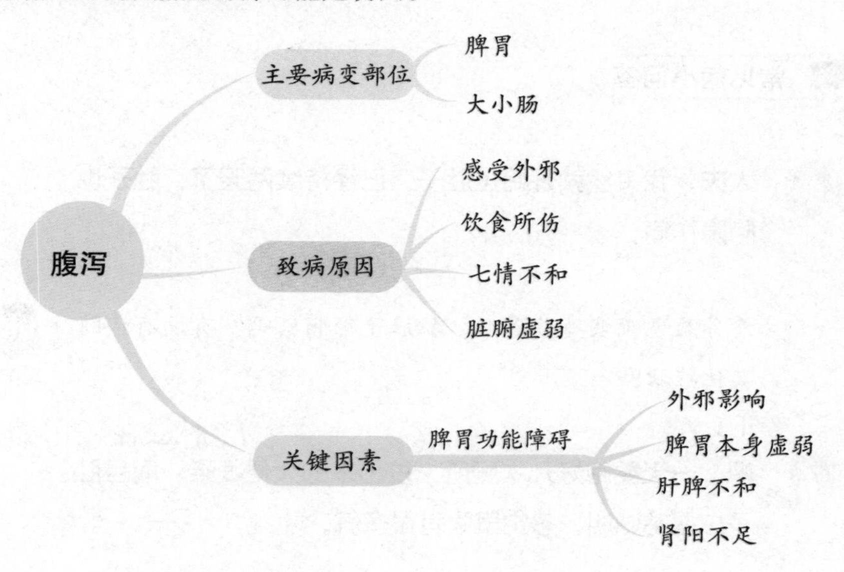

基本治疗

腹泻类型多样，可能单独或合并出现，甚至相互转化。治疗时需根据具体症状灵活选择方法。

1. 外劳宫穴

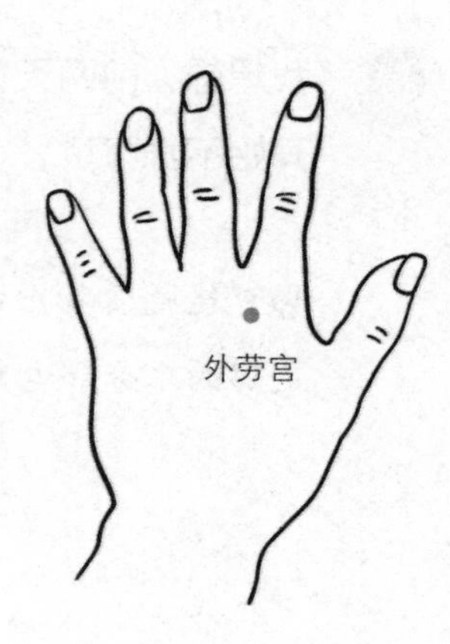

位置：外劳宫穴在手背侧，第 2、第 3 掌骨之间，掌指关节后 0.5 寸。

主治：

消化不良、腹泻便溏、小儿急慢惊风、落枕、指不能伸、指掌麻痹等。

手法：

（1）刺法：一般直刺 0.3 ~ 0.5 寸。

（2）灸法：艾炷灸 1 ~ 3 壮；或艾条灸 3 ~ 5 分钟。

（3）特效按摩：用力按揉外劳宫穴 50 ~ 100 次，可缓解颈项疼痛。

配伍：

外劳宫配天柱、大椎，主治头颈强痛。

外劳宫配外关、风池、合谷、太阳，主治偏头痛。

2. 大肠俞穴

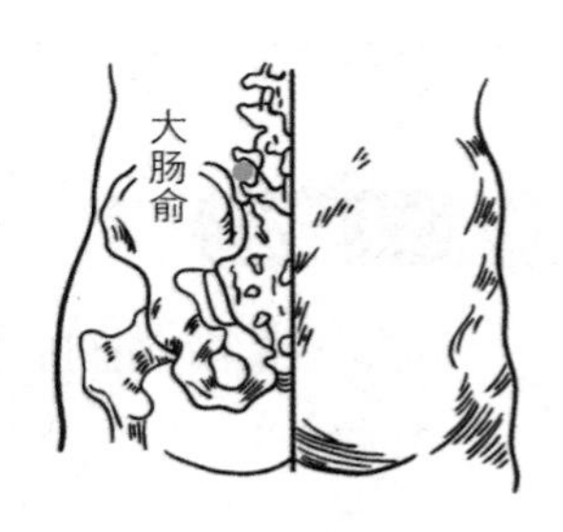

位置：大肠俞穴在腰部，第 4 腰椎棘突下，旁开 1.5 寸。

主治：

大肠俞穴

泌尿生殖系统疾病：遗尿，肾炎，淋病。

运动系统疾病：腰痛，骶髂关节炎，骶棘肌痉挛。

精神、神经系统疾病：坐骨神经痛。

消化系统疾病：肠炎，痢疾，便秘，小儿消化不良。

外科系统疾病：阑尾炎，肠出血。

手法：

（1）刺法：一般直刺 0.5 ~ 1.0 寸。

（2）灸法：艾炷灸 5 ~ 10 壮；或艾条灸 10 ~ 20 分钟。

（3）特效按摩：用拇指指端往里向下叩按大肠俞穴，以小腹舒适为宜，可治腹痛、腹泻等大肠疾病。

注意：大肠俞穴深部近于肾脏，故不能深刺。

配伍：

大肠俞配天枢，为俞募配穴法，有培土健中、消积滞的作用，主治胃肠积滞、肠鸣腹泻。

大肠俞配肾俞、关元，主治直肠脱垂。

大肠俞配上巨虚、承山，有调肠腑清积热的作用，主治便秘。

大肠俞配中脘、天枢、支沟、足三里，主治便秘。

3. 大横穴

位置：大横穴在腹中部，距脐中 4 寸。

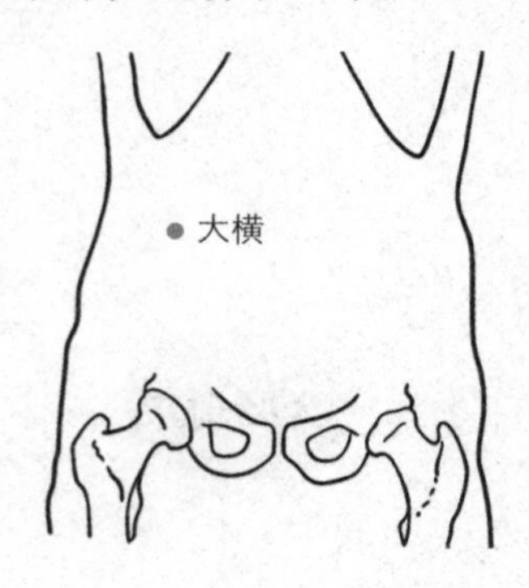

主治：

大横穴

消化系统疾病：肠炎，习惯性便秘，久痢，肠麻痹，肠寄生虫。

其他：四肢痉挛，流行性感冒。

手法：

（1）刺法：直刺 0.5 ～ 1 寸。

（2）灸法：艾炷灸 3 ～ 5 壮；或艾条灸 5 ～ 10 分钟。

（3）特效按摩：每天早晚用中指指腹按压大横穴，每次 3 ～ 5 分钟，可促进肠胃消化，防治腰腹肥胖。

配伍：

大横配天枢、中脘、足三里，主治腹痛、腹泻。

大横配四缝、足三里，主治肠道寄生虫病。

大横配天枢、上巨虚，主治绕脐腹痛。

大横配水沟、合谷，主治癔症。

中医小课堂

在古时候，治好腹泻是可以封官的。据《唐太宗实录》记载，贞观时期唐太宗突患腹泻，吃什么拉什么，很多名医看了都没有办法。眼看病情日趋严重，唐太宗只好下诏寻找民间的能人异士。当时有个人献上一方：以牛奶煎煮荜茇内服。唐太宗吃了之后腹泻真的痊愈了。大喜过望的唐太宗马上赐封这个献方人为“五品官”。

当时的宰相是魏征，可能是觉得这个官赐封得太轻易，所以一直拖着不去办。后来唐太宗又拉肚子，还是吃了这个方子才有所好转，问及献方人近况，才知道魏征一直没办理任用手续，于是气愤地说：“要是治好你的病就可以授三品官了！”直接一纸诏令让献方人成了三品文官。

神经系统

神经系统作为人体内部的重要调节系统，负责协调和控制身体的各种生理活动。然而，当神经系统出现问题时，会引发一系列病症，其中包括偏瘫、三叉神经痛、癫痫和肋间神经痛等。

偏瘫是由于脑血管疾病等原因导致的一侧肢体运动功能障碍，严重影响患者的生活质量。三叉神经痛则是一种面部剧烈疼痛的疾病，常常让患者痛苦不堪。癫痫则是一种反复发作的神经系统疾病，表现为突然发生的意识丧失、抽搐等症状。肋间神经痛则是沿着肋骨分布的剧烈疼痛，常常让患者感到难以忍受。

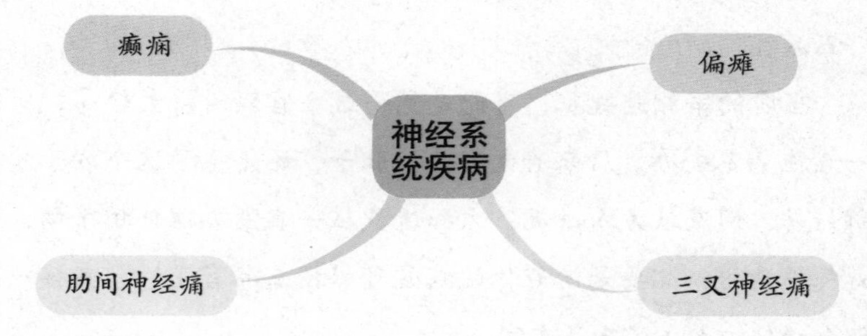

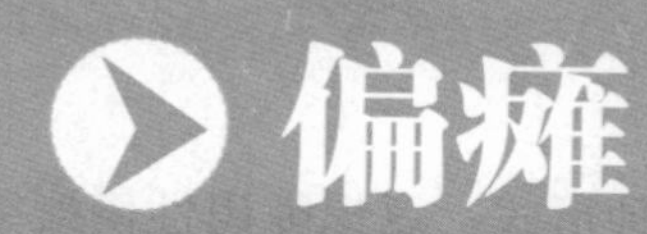

偏瘫

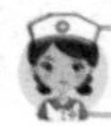

常见病小问答

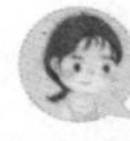

医生，我最近感觉左侧的手脚不太灵活，有时候还会头痛。

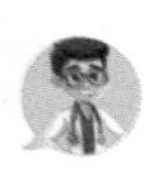

我注意到你走路的时候左边脚步有些拖沓，有偏瘫的迹象。

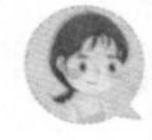

偏瘫？我之前身体一直都挺好的，怎么会突然得这个病呢？

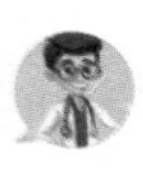

偏瘫可能是由于脑部血管堵塞或破裂引起的，而这种情况通常与高血压、高血脂等慢性疾病有关。你之前有这些病症吗？

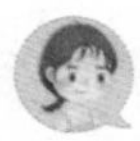

嗯，我之前确实有高血压和高血脂的问题，但是我一直都有在吃药控制啊。

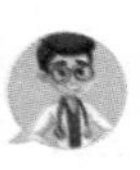

虽然药物可以控制病情，但是并不能完全消除风险。此外，生活习惯和饮食习惯也是影响偏瘫发生的重要因素。

对症溯源

偏瘫主要是一侧肢体运动障碍，有四种形式：意识障碍性偏瘫突然发生，伴头眼偏斜；弛缓性偏瘫有肌张力低下、随意肌麻痹；痉挛性偏瘫则由弛缓性发展而来，肌张力过高，肢体僵硬；轻偏瘫则极轻微，易忽略。

偏瘫

实证

半身不遂，肢体强痉，口眼歪斜，言语不利，伴有眩晕头胀痛，面红目赤，心烦易怒，口苦咽干，便秘尿黄；或伴有腹胀便秘，头晕目眩，口黏痰多，午后面红、烦热等，舌红，苔黄厚或腻，脉弦滑有力。

虚证

半身不遂，肢体瘫软，言语不利，口眼㖞斜，伴有面色苍白，气短乏力，偏身麻木，心悸自汗出；或伴有手足心热，肢体麻木，五心烦热，失眠，眩晕耳鸣等，舌淡，苔薄白或白腻，脉沉细或细缓。

基本治疗

偏瘫与气血瘀阻、经络不畅等密切相关，按摩穴位可以促进气血流通，缓解肌肉紧张，减轻偏瘫导致的肢体僵硬和不适。针灸能够调和气血，舒筋活络，改善偏瘫肢体的营养供应和神经功能，促进肌肉力量的恢复和提升协调性，同时还能调节患者的脏腑功能，增强体质，从而提高康复效果。

1. 肩髃穴

位置：肩髃穴在肩部，三角肌上，臂外展，或向前平伸时，肩峰前下方凹陷处。

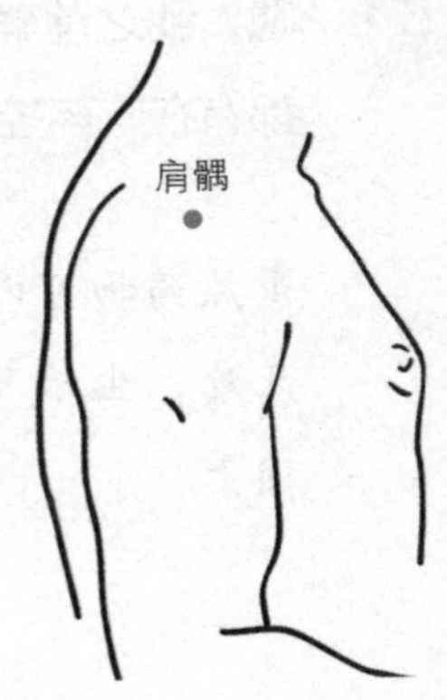

主治：

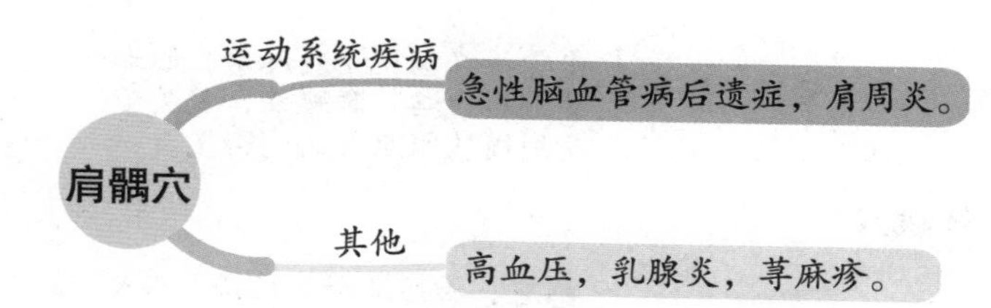

手法：

（1）刺法：直刺或向下斜刺 0.8 ~ 1.5 寸。

（2）灸法：艾炷灸 3 ~ 5 壮；或艾条灸 5 ~ 10 分钟。

（3）特效按摩：中指和食指并拢，以指腹垂直按压肩髃穴，两肩按摩方法相同，每日早晚按摩，左右各按揉 1 ~ 3 分钟。可治肩臂疼痛、手臂挛急等疾病。

注意：行针时禁忌活动肩部，否则易发生弯针，甚至折针的现象，故有“已针不可摇，恐伤针”之说。

配伍：

肩髃配曲池、外关、合谷、列缺，主治半身不遂。

肩髃配悬钟、肩髎、肩贞，主治肩周炎。

肩髃配肩髎、肩贞、臑俞，有活络止痛作用，主治肩关节周围炎。

肩髃配阳溪，有疏风清热、调和营卫作用，主治风疹。

肩髃配曲池、外关、合谷，有活血通络作用，主治上肢不遂。

2. 环跳穴

位置：环跳穴在股外侧部，侧卧屈股，当股骨大转子最凸点与骶管裂孔连线的外三分之一与中三分之一交点处。

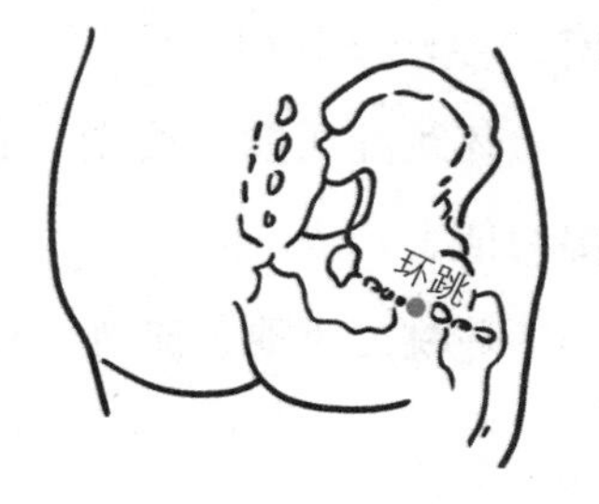

主治：

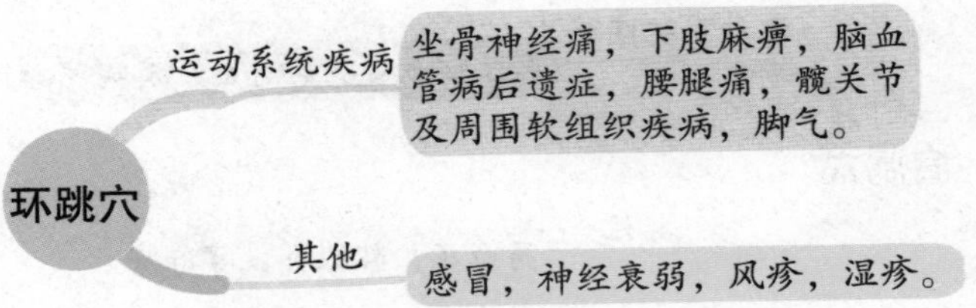

环跳穴

运动系统疾病：坐骨神经痛，下肢麻痹，脑血管病后遗症，腰腿痛，髋关节及周围软组织疾病，脚气。

其他：感冒，神经衰弱，风疹，湿疹。

手法：

（1）刺法：

①针尖略向下方斜刺 2.0 ~ 3.0 寸，局部酸胀，有麻电感向下肢放散，以治疗坐骨神经及下肢疾患。

②针尖斜向外生殖器及少腹方向刺 2.0 ~ 3.0 寸，麻胀感可达外生殖器，治疗外生殖器及少腹疾患。

③针尖向髋关节直刺 2.0 ~ 2.5 寸，局部酸胀感，治疗髋关节疾患。

（2）灸法：艾炷灸 5 ~ 10 壮；或艾条灸 10 ~ 20 分钟。

（3）特效按摩：常用拇指指端用力揉按环跳穴，每次 1 ~ 3 分钟，可防治下肢痿痹、膝关节痛等下肢疾病。

注意：环跳穴深部有坐骨神经主干，故针刺时不宜进行反复多次的大幅度提插补泻，以免造成神经损伤。

配伍：

环跳配殷门、阳陵泉、委中、昆仑，有疏通经络、活血止痛的作用，主治坐骨神经痛。

环跳配居髎、委中、悬钟，有祛风除湿、散寒的作用，主治风寒湿痹证。

环跳配风池、曲池，有祛风活血、止痒的作用，主治遍身风疹。

环跳配承扶、殷门、阳陵泉、委中、昆仑，主治坐骨神经痛。

环跳配腰阳关、居髎、风市、阳陵泉、委中、悬钟，主治下肢风寒湿痹证。

3.承扶穴

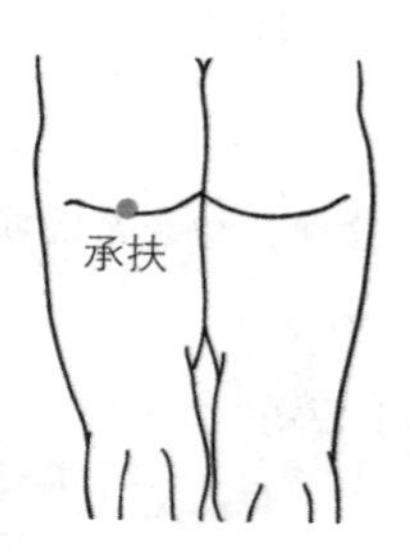

位置：承扶穴在大腿后面，臀下横纹的中点。

主治：

承扶穴

精神、神经系统疾病：坐骨神经痛，腰骶神经根炎，下肢瘫痪，小儿麻痹后遗症。

其他：便秘，痔疮，尿潴留，臀部炎症等。

手法：

（1）刺法：直刺 1 ~ 2 寸，局部有酸胀感，可有触电感传至足底部。

（2）灸法：艾炷灸 3 ~ 5 壮；或艾条灸 5 ~ 10 分钟。

（3）特效按摩：用食指、中指、无名指指腹向上按摩承扶穴，每次左右（或双侧同时）各按摩 1 ~ 3 分钟。可缓解腰腿痛、下肢瘫痪、痔疮、生殖器官疼痛等症。

配伍：

承扶配环跳、悬钟，有舒筋活络、止痛的作用，主治坐骨神经痛，下肢瘫痪。

承扶配秩边、承山，有清热通便的作用，主治便秘。

承扶配肾俞、命门、腰阳关，主治腰痛。

承扶配肾俞、环跳、风市、阳陵泉、足三里、三阴交，主治下肢瘫痪。

4. 殷门穴

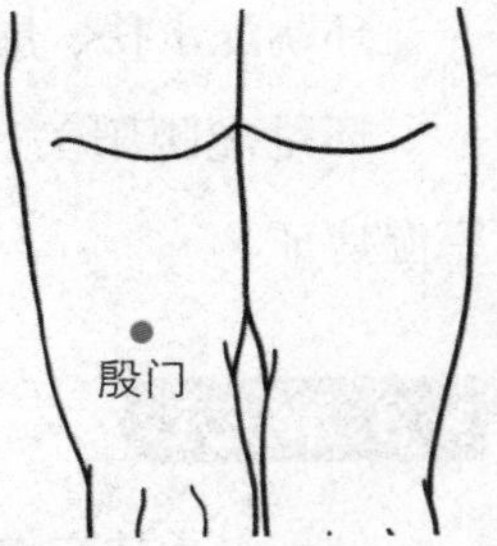

位置：殷门穴在大腿后面，承扶穴与委中穴的连线上，承扶穴下6寸。

殷门

主治：

殷门穴

精神、神经系统疾病：坐骨神经痛，下肢麻痹，小儿麻痹后遗症。

其他：腰背痛，股部炎症等。

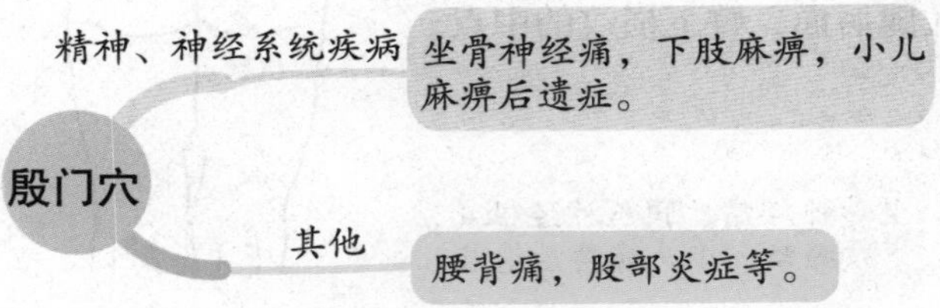

手法：

（1）刺法：直刺1～2寸，局部有酸胀感，可有触电感传导至足跟。

（2）灸法：艾炷灸3～5壮；或艾条灸5～10分钟。

（3）特效按摩：用手按摩，或用小木槌等器物敲打殷门穴，力度适中，对腰背疼痛和椎间盘突出症状效果明显。

配伍：

殷门配风市、足三里，有利腰腿、祛风除湿的作用，主治下肢痿痹。

殷门配肾俞、委中，有健腰补肾、舒筋活络的作用，主治腰痛。

殷门配环跳、委中、昆仑、足三里，主治坐骨神经痛。

髀关

5. 髀关穴

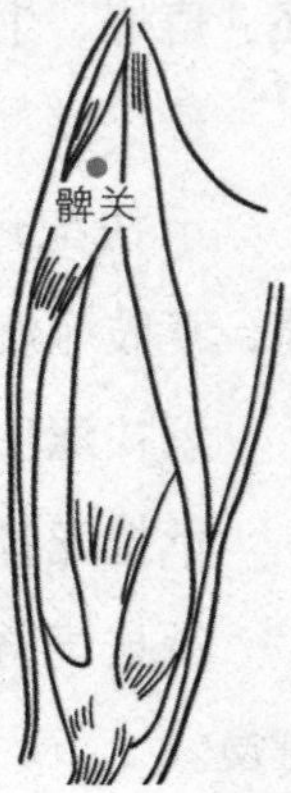

位置：髀关穴在大腿前面，髂前上棘与髌底外侧端的连线上，屈股时，平会阴，居缝匠肌外侧凹陷处。

主治：

下肢瘫痪，股内外肌痉挛，下肢麻痹疼痛，膝关节痛，重症肌无力，腹股沟淋巴结炎。

手法：

（1）刺法：

①直刺 1.5 ~ 2.5 寸，局部酸胀，可向股外侧部扩散，以治股外侧皮神经炎。

②斜刺 2.0 ~ 3.0 寸，针尖向上，使针感扩散至整个髋部，以治髋关节痛。

③针尖向内，使股前部酸胀，并向膝关节处放散，以治下肢疾患。

（2）灸法：艾炷灸 3 ~ 5 壮；或艾条灸 5 ~ 10 分钟。

（3）特效按摩：用力按揉髀关穴 5 分钟，可治腰膝疼痛、下肢酸软麻木、膝寒、股内筋急不得屈伸等症。

配伍：

髀关配环跳、风市、足三里、承扶，有通经活络的作用，主治下肢麻痹。

髀关配风市、阳陵泉、足三里、解溪，有疏通经络的作用，主治下肢疼痛。

髀关配环跳、伏兔、足三里，主治下肢痿痹。

髀关配风市、伏兔，主治股外侧皮神经炎。

中医小课堂

《黄帝内经》中就有关于偏瘫的描述，提出了“偏枯”“偏风”等病名，并阐述了其病因病机。偏枯的症状是半身不遂，引起偏枯的原因是荣卫亏损、真气不足。在《素问·生气通天论》提到：“汗出偏沮，使人偏枯。”这里指的是半身汗出会导致身体出现半身不遂的情况。出汗一侧的身体经常是湿冷的，阳气虚而不能正常充身遍泽，必然有偏枯之患。

首次提出中风之名的是张仲景，在张仲景的《金匮要略·中风历节篇》中提到：“夫风之为病，当半身不遂，或但臂不遂者，此为痹，脉微而数，中风使然。”后世医家在此基础上，对偏瘫的认识逐渐深入，有认为引起中风偏瘫的机制主要是卫气亏虚导致营卫不和，卫气不能正常固涩津液导致汗出，汗出日久进而形成痹症，进而演变为中风偏瘫。

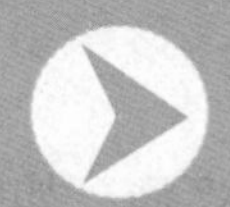

三叉神经痛

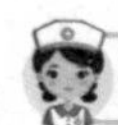

常见病小问答

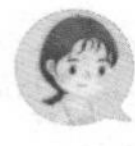

大夫，我最近经常感到脸部突然像电击一样的疼痛，非常难以忍受。

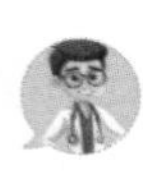

听起来像是三叉神经痛的症状。你之前有类似的感觉吗？

没有，就最近开始疼。我在网上查了一下，说三叉神经痛很痛苦，很难治，我有点担心。

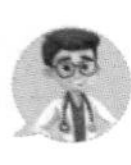

三叉神经痛确实是一种比较顽固的疼痛性疾病，但并不是无法治疗。引起三叉神经痛的原因有很多，比如血管压迫、肿瘤、多发性硬化等。

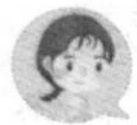

这疼痛真是让人受不了，有什么办法能缓解吗？

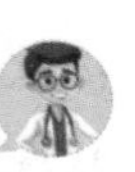

三叉神经痛的治疗需要综合考虑患者的具体情况。在中医方面，可以采用针灸、中药治疗等方法，同时，注意避免风寒刺激，保持良好的作息和饮食习惯。

对症溯源

三叉神经痛表现为面部三叉神经分布区的剧烈阵发性疼痛，如针刺、刀割，持续数秒至数分钟，常由说话、吃饭等动作触发。疼痛有扳机点，触动即引发。发作时伴流泪、流涎，偶见“痛性抽搐”。疼痛初发时间短、间隔长，后逐渐加重，甚至终日不止。

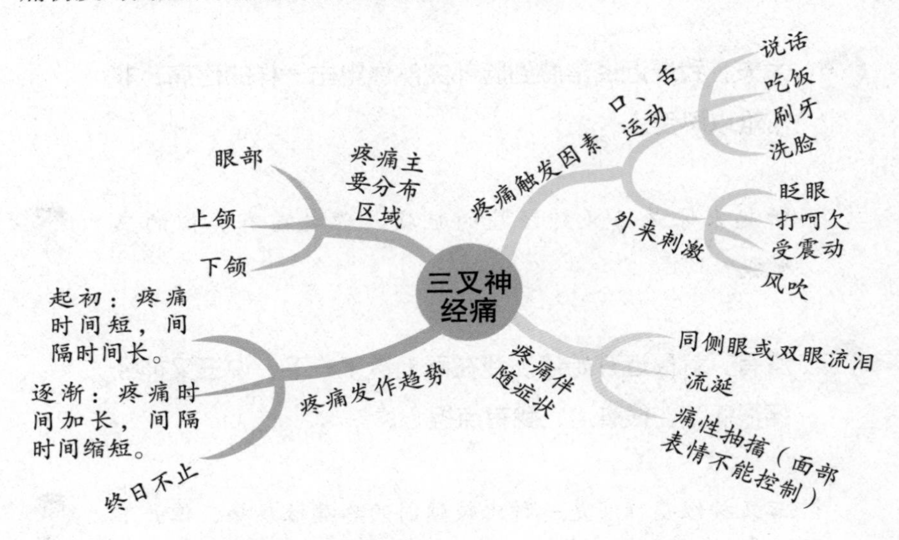

基本治疗

三叉神经痛在中医理论中通常与经络气血不畅、风寒湿邪侵袭相关。针对此类疼痛，中医的按摩和针灸疗法被普遍采用且效果显著。按摩可以促进气血流通、舒缓紧张的面部肌肉，从而减轻疼痛。针灸治疗则是通过刺激穴位来调和气血、舒筋活络，改善面部神经的营养状况，进而缓解三叉神经痛引发的疼痛和炎症。

1. 通天穴

位置：通天穴在头部，额前发际正中直上 4 寸，旁开 1.5 寸。

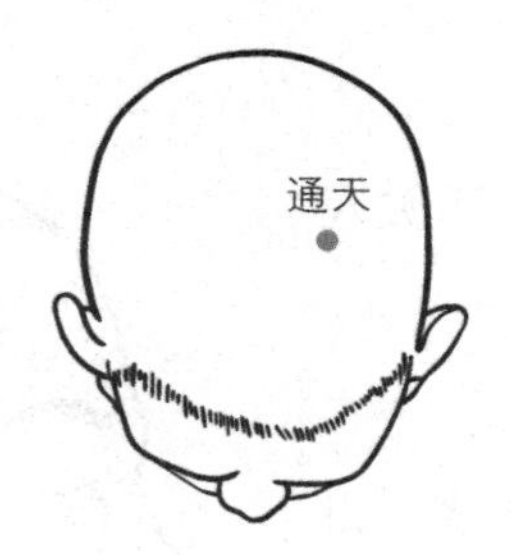

主治：

- 通天穴
  - 精神、神经系统疾病：脑血管病后遗症，三叉神经痛，面肌痉挛，面神经麻痹，嗅觉障碍。
  - 五官科系统疾病：鼻炎，副鼻窦炎。
  - 呼吸系统疾病：支气管炎，支气管哮喘等。

手法：

（1）刺法：一般沿皮刺 0.3 ~ 0.5 寸。

（2）灸法：艾炷灸 3 壮；或艾条灸 5 ~ 10 分钟。

（3）特效按摩：用食指按压通天穴，每次 3 分钟左右，也可用刮痧疗法，可治疗头痛、鼻塞、鼻出血、鼻窦炎等疾病。

注意：本穴少用或不用灸法。

配伍：

通天配风池、昆仑，有祛风清热、镇痛的作用，主治头重眩晕。

通天配人中、内关，有回阳固脱的作用，主治虚脱。

通天配风池、印堂、上星、迎香，主治鼻炎。

通天配迎香、合谷、四白，主治鼻流清涕。

通天配百会、风池、太阳、合谷，主治头痛。

2. 上关穴

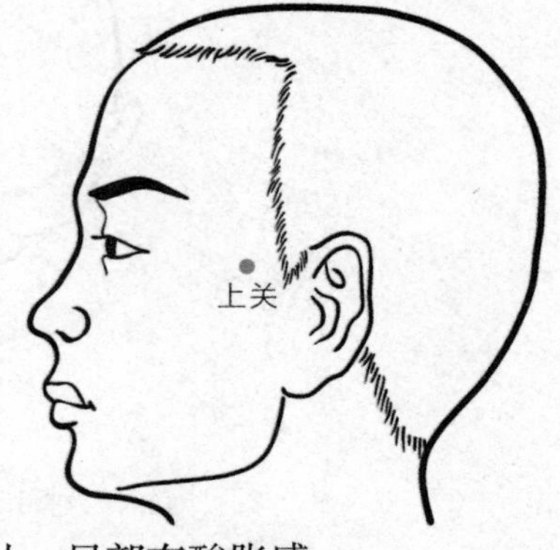

位置：上关穴在耳前，下关穴直上，颧弓的上缘凹陷处。

主治：

头痛，耳鸣，耳聋，齿痛，口眼㖞斜，惊痫，中耳炎，三叉神经痛等。

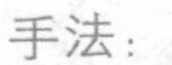

手法：

（1）刺法：一般直刺 0.3 ~ 0.5 寸，局部有酸胀感。

（2）灸法：艾条灸 5 ~ 10 分钟。

（3）特效按摩：用中指指腹轻轻揉按上关穴 1 ~ 3 分钟，可治疗耳鸣、耳聋、牙痛、口眼㖞斜等病。

注意：针刺不宜过深，否则会引起张口困难。

配伍：

上关配听宫、听会、翳风、太溪，主治耳聋、耳鸣。

上关配下关、颊车、合谷，主治牙痛。

上关配太阳、合谷、外关、丝竹空，主治偏头痛。

上关配巨髎、合谷，有祛风止痛、利牙关的作用，主治牙痛。

上关配太阳、丝竹空、外关，有泄热止痛的作用，主治偏头痛。

3. 下关穴

位置：下关穴在面部耳前方，颧弓与下颌切迹所形成的凹陷中。

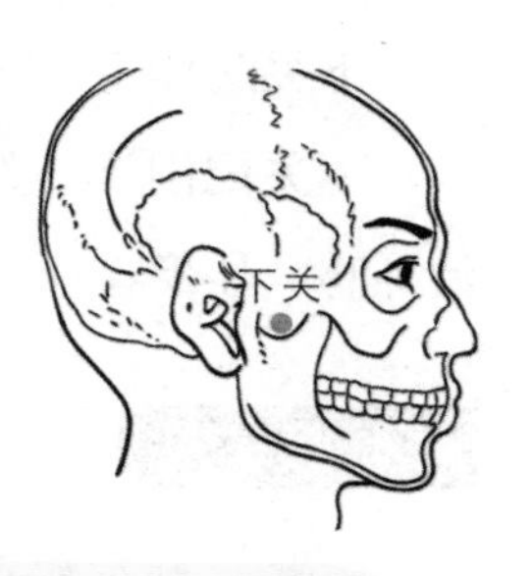

主治：

下关穴

- 五官科系统疾病：牙痛，颞颌关节功能紊乱，下颌关节脱位，下颌关节炎，咬肌痉挛，耳聋，耳鸣。
- 精神、神经系统疾病：面神经麻痹，三叉神经痛。
- 其他：眩晕，足跟痛。

手法：

（1）刺法：向下直刺 0.3 ~ 0.5 寸，周围酸胀或麻电感放散至下颌。

（2）灸法：温针灸 3 ~ 5 壮，艾条灸 10 ~ 20 分钟或药物天灸。

（3）特效按摩：

①用双手食指指腹按压下关穴 3 分钟，可立即消除耳鸣症状，止牙痛。

②常按下关穴，可防治三叉神经痛。

注意：不能深刺，以免刺伤脑膜中动脉，引起出血。

配伍：

下关常配听宫、翳风、合谷，有泻热通络、镇痛的作用，主治颞颌关节炎。

下关配合谷、太阳、睛明，主治三叉神经痛。

下关配合谷、下关，主治上牙痛和三叉神经痛。

下关配耳门、听宫、听会，主治耳聋。

下关配阳溪、关冲、液门、阳谷，有清热泻火、通窍的作用，主治耳鸣、耳聋。

4. 颊车穴

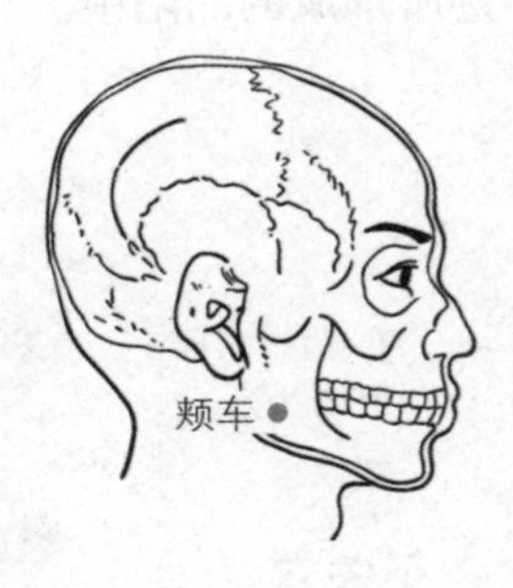

位置：颊车穴在面颊部，下颌角前上方约一横指（中指），咀嚼时咬肌隆起，按之凹陷处。

主治：

- 颊车穴
  - 五官科系统疾病：牙髓炎，冠周炎，腮腺炎，下颌关节炎，咬肌痉挛。
  - 精神、神经系统疾病：面神经麻痹，三叉神经痛。
  - 其他：脑血管病后遗症，甲状腺肿。

手法：

（1）刺法：

①可向地仓穴方向透刺以治疗面瘫。

②向上、下斜刺 0.5 ~ 0.8 寸，以治上、下牙痛，局部有酸胀感并向周围扩散。

（2）灸法：艾条灸 3 ~ 5 分钟。

（3）特效按摩：用中指指腹压在咬肌隆起处揉按，以有酸胀感为宜，可治面颊疼痛、牙关不利等症。

配伍：

颊车配合谷，有泻阳明热邪的作用，主治牙痛、颞颌关节炎。

颊车配地仓、合谷、阳白、攒竹，有祛风活血、通络的作用，主治口眼㖞斜、颊肿、齿痛。

颊车配下关、合谷，主治颞颌关节炎。

颊车透刺地仓，主治面瘫。

5.颧髎穴

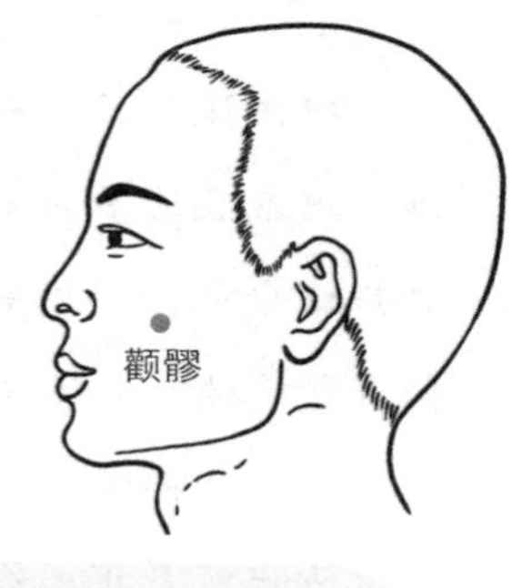

位置：颧髎穴在面部，目外眦直下，颧骨下缘凹陷处。

主治：

- 颧髎穴
  - 精神、神经系统疾病：面神经麻痹，面肌痉挛，三叉神经痛。
  - 五官科系统疾病：鼻炎，鼻窦炎，牙痛等。

手法：

（1）刺法：一般直刺 0.3 ~ 0.5 寸，局部有酸胀感，可扩散至半侧颜面部。

（2）灸法：艾炷灸 1 ~ 3 壮，艾条灸 5 ~ 10 分钟。

（3）特效按摩：常按摩颧髎穴，每次 1 ~ 3 分钟，对面部有很好的保养作用，可提升气色，振奋精神，还可以预防面神经麻痹、三叉神经痛等面部疾病。

配伍：

颧髎穴配太阳、下关、颊车、合谷，主治三叉神经痛。

颧髎穴配二间，主治齿痛。

颧髎配翳风、合谷，有清热镇痛的作用，主治三叉神经痛、齿痛。

颧髎配肝俞、太冲，有舒肝、解痉止痛的作用，主治面肌痉挛、眼睑瞤动。

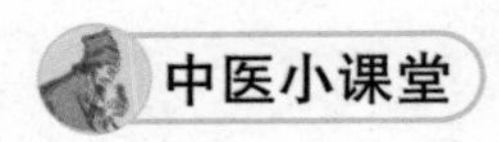

中医小课堂

中医认为三叉神经痛是风证，外在因素多为风寒、风热、风湿，内在原因多为痰热、气虚、血虚、瘀血、阳虚等，根据不同的辨证分型，除了针灸、按摩之外，还可以选取不同中药或中成药进行干预。三叉神经痛治疗以祛风止痛、活血通络为主。

《黄帝内经》上就有与三叉神经痛症状相似的记载。例如，《黄帝内经灵枢·经脉》篇章中提到了颌痛、颊痛以及目外眦痛等症状，这些都与三叉神经痛的表现有所相似。《证治准绳》还进一步对面痛进行了分类，指出“面痛……暴痛多实，久痛多虚”，这意味着急性疼痛多与实证有关，而慢性疼痛则多与虚证有关。

癫痫

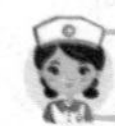

常见病小问答

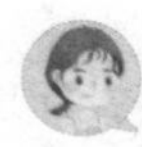

大夫，我最近有时会突然失去意识，四肢抽搐，口吐白沫，过一会儿又自己恢复了，我这是怎么了？

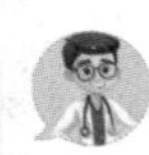

根据你描述的症状，很可能是癫痫发作。除了你提到的症状，癫痫还可能表现为突然跌倒、双眼上翻、牙关紧闭等。

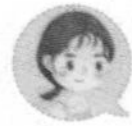

大夫，癫痫这个病严重吗？能不能治好啊？

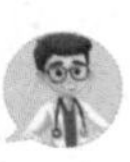

癫痫是一种比较复杂的疾病，在中医看来，通过调理脏腑功能，平衡阴阳气血，可以达到控制癫痫发作的目的。

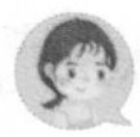

那中医治疗癫痫有哪些方法呢？

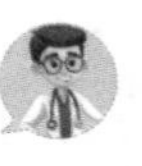

中医治疗癫痫的方法有中药、针灸、推拿等。

对症溯源

癫痫的病因有先天和后天两种。先天因素可能是妈妈在妊娠时受到惊吓、胎儿在孕妇肚子里生病或误用药物，或者是父母有癫痫遗传给孩子。后天因素包括情绪不好、身体受外邪入侵、跌倒受伤等。

平素常感眩晕、胸闷、多痰，发作前可有加剧之先兆。发作时突然昏仆，神志不清，四肢抽搐，双目呆滞，口吐涎沫，喉间痰鸣，也可见短暂神志不清，或精神恍惚而无抽搐者。舌苔白腻，脉弦滑。

起病急，突然昏仆，强直抽搐，双目上翻，口吐涎沫，或有吼叫，甚则如狂，醒后头痛如裂。平素情绪急躁，心烦失眠，口干口苦，咯痰不爽，大便秘结。舌质红，苔黄腻，脉弦滑数或洪大。

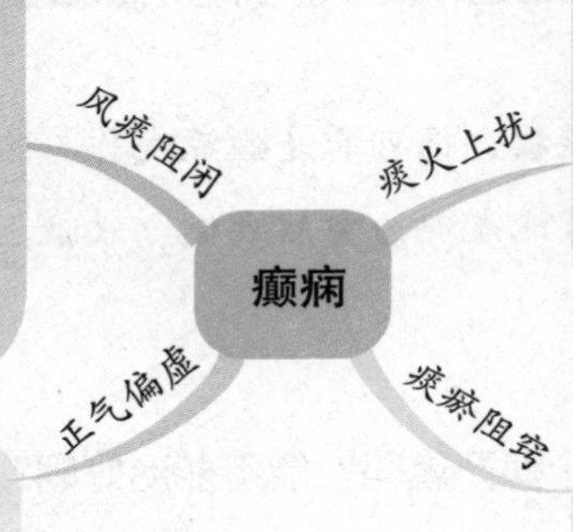

病程日久，反复发作。发作时抽搐无力或局部肢体抖动。平素有心悸、健忘，神疲乏力，或神志欠清，智力低下，腰膝酸软，头昏目眩。舌质红少苔，或质淡边有齿印，脉细弱。

多有头部外伤、产伤或脑部感染、脑血管疾病等病史，癫痫发作症状较为固定，或常与月经周期有关，多伴头痛、肢麻等症状。舌质暗紫有瘀斑，脉弦而涩。

基本治疗

癫痫发病与风痰闭阻、痰火内盛等因素有关，针灸可以疏通经络，调和气血，达到控制癫痫发作的目的。推拿可以缓解肌肉紧张，改善局部血液循环，有助于减轻癫痫发作时的症状。

1. 水沟穴

位置：水沟穴在面部，面部人中沟的上三分之一与中三分之一交点处。

主治：

昏迷、晕厥、癫狂病、小儿惊风、口角㖞斜、腰脊强痛。

手法：

（1）刺法：向上斜刺 0.3 ～ 0.5 寸，局部以痛感为主，捻转时可有酸胀感。

（2）特效按摩：掐水沟穴（人中），是最常用的急救措施。具体方法是：每分钟掐压人中 20 ～ 40 次，每次持续 0.5 ～ 1 秒。一般病人会很快苏醒，病情较重患者要立刻送至医院。

配伍：

水沟穴配合谷、十宣，主治休克、虚脱。

水沟配合谷、内庭、中极、气海，有解暑清热、醒神开窍的作用，主治中暑不省人事。

水沟配中冲、合谷，有醒神开窍的作用，主治中风不省人事。

水沟配合谷、阴陵泉、内关、风池、涌泉，主治惊厥。

水沟配委中，主治腰脊强痛。

2. 劳宫穴

位置：劳宫穴在手掌心，当第 2、第 3 掌骨之间偏于第 3 掌骨，握拳屈指时中指尖处。

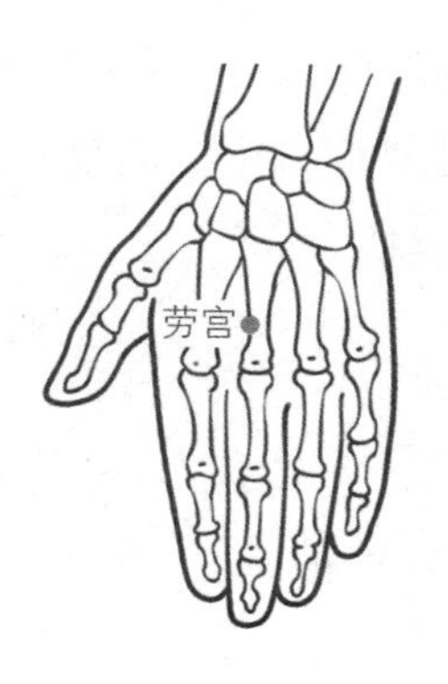

主治：

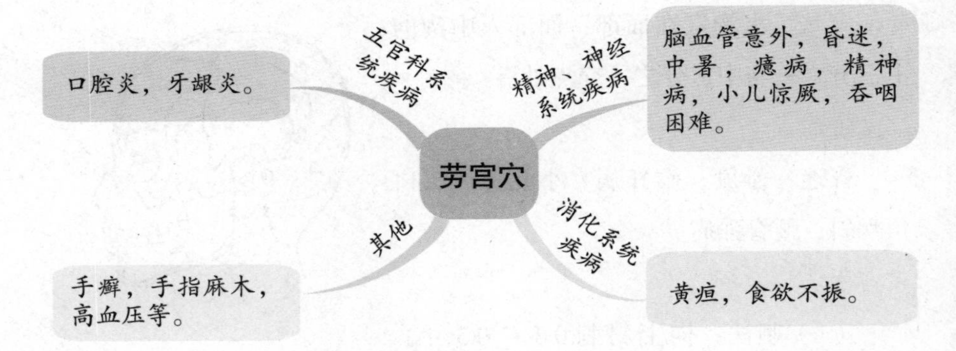

手法：

（1）刺法：直刺 0.3 ～ 0.5 寸，局部有酸胀痛感，或可扩散至整个手掌。

（2）灸法：艾炷灸 3 壮；或艾条灸 3 ～ 5 分钟。

（3）特效按摩：

①用拇指指腹揉按劳宫穴，每次 1 ～ 3 分钟，可治腹泻。

②用拇指尖掐按劳宫穴可治中风昏迷、中暑等急症。

配伍：

劳宫穴配人中、合谷透劳宫，主治癔病。

劳宫穴配八邪，主治鹅掌风。

劳宫配水沟、合谷透劳官，主治癔症。

劳宫配水沟、十宣、曲泽、委中，主治昏迷、中暑。

劳宫配人中、涌泉，有开窍泄热、清心安神的作用，主治中暑及中风昏迷。

3.后溪穴

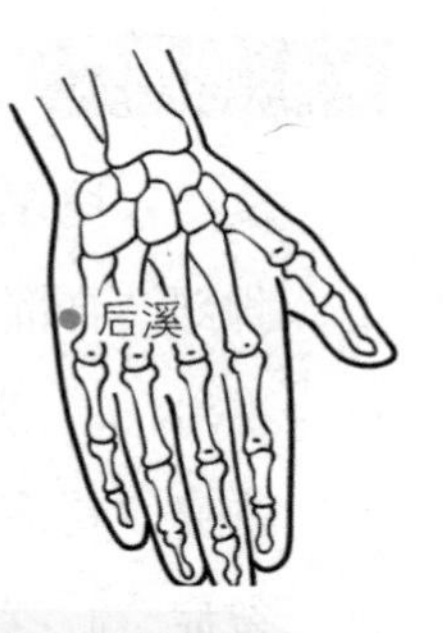

位置：后溪在手掌尺侧，微握拳，小指本节（第5掌指关节）后的远侧掌横纹头赤白肉际。

主治：

后溪穴
- 精神、神经系统疾病：头痛，癫痫，精神分裂症，癔病，面肌痉挛。
- 五官科系统疾病：耳鸣，耳聋，角膜炎，麦粒肿，鼻出血，扁桃体炎。
- 运动系统疾病：腰痛，落枕，肩臂痛。

手法：

（1）刺法：直刺0.5 ~ 0.8寸，局部有酸胀感，或向整个手掌部放散。

（2）灸法：艾炷灸3 ~ 5壮；或艾条灸5 ~ 10分钟。

（3）特效按摩：以一手握另一手掌背，弯曲拇指，垂直下压后溪穴，每次掐按1 ~ 3分钟，可有效治疗颈椎痛、闪腰、颈腰部慢性劳损等症。

配伍：

后溪配天柱，有通经活络、舒筋止痛的作用，主治颈项强痛、落枕。

后溪配翳风、听宫，有聪耳开窍的作用，主治耳鸣耳聋。

后溪配风池、百会、太阳，主治头痛眩晕。

后溪配水沟、压痛点、相应夹脊穴，主治急性腰扭伤。

后溪配水沟、条口透承山、大椎，主治腰背肩部疼痛。

4. 鸠尾穴

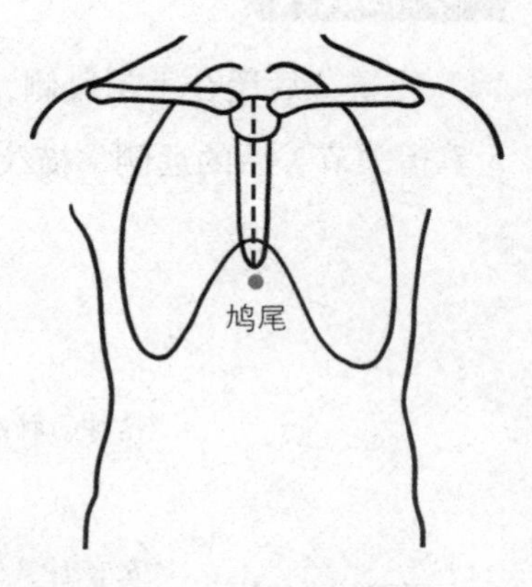

位置：鸠尾穴在上腹部，胸前正中线上，胸剑结合部下 1 寸。

主治：

胸痛，胃痛，反胃，惊悸，癫痫，精神分裂症，心绞痛等。

手法：

（1）刺法：一般双手抱头，针尖略向下斜刺 0.5 ～ 0.8 寸。

（2）灸法：艾炷灸 3 ～ 5 壮；或艾条灸 5 ～ 10 分钟。

（3）特效按摩：经常用四指叩击鸠尾穴，可使皮肤富有光泽，气色饱满，精力充沛。

注意：只有技术极好的医生才可以在这里下针。如果过度取气，可能会使人寿命缩短。

配伍：

鸠尾穴配后溪，主治癫痫。

鸠尾配涌泉，有化痰宁心的作用，主治癫痫、呕痰沫。

鸠尾配后溪、申脉，主治癫痫。

鸠尾配后溪、神门，主治五痫。

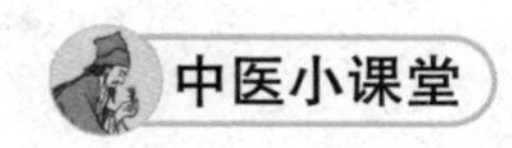

癫痫在我国古代医书中多有记载，被称为“痫证”，其历史悠久。早在公元前4世纪时，扁鹊所著《难经》中，就有关于癫痫的描述，指出癫痫在发作时会表现出僵仆、直视等症状。

唐代孙思邈首次在《备急千金要方》中使用“癫痫”这一病名，并对其临床证候进行了全面的总结。金元以后，医家们开始重视痰浊与癫痫之间的发病关系，其中朱丹溪明确指出痰涎壅塞、迷闷心窍是痫证的主要原因，并提出了以祛痰为主的治则。至明代，楼英在《医学纲目》中将癫痫明确归类为“脑系”疾病，为后世的深入研究奠定了基础。

肋间神经痛

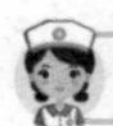

常见病小问答

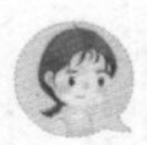

大夫，我最近总觉得肋间像有针在扎一样疼，一阵一阵的，有时候疼得我都直不起腰来。

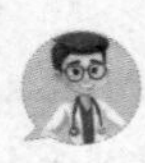

听你的描述，这很可能是肋间神经痛。

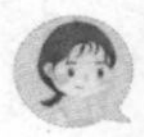

肋间神经痛？我以前没听说过这种病啊，是怎么引起的呢？

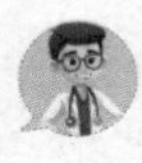

这是一种由于肋间神经受到压迫或刺激而引起的疼痛，常表现为沿肋骨分布的剧烈疼痛。肋间神经痛的病因有很多，比如胸椎疾病、肋骨骨折、胸膜炎等都可能引起。此外，长时间保持不良姿势或过度劳累也可能导致肋间神经痛。

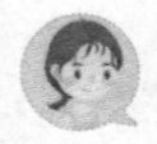

那我现在应该怎么办呢？这疼得我都快受不了了。

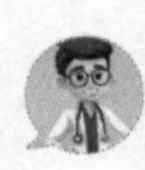

治疗继发性肋间神经痛的方法必须根据具体的病因来确定。你可以尝试一些缓解疼痛的方法，比如热敷、按摩、针灸等。

对症溯源

肋间神经痛可能是由胸膜炎、肺炎等胸腔疾病，或胸椎、肋骨的外伤、肿瘤，甚至是胸部的带状疱疹等疾病引起的。针灸可以作为一种缓解疼痛的辅助治疗手段，主要选取支沟、丘墟等穴位进行强刺激。但针灸只是暂时缓解疼痛，要真正治愈还需要根据具体病因进行治疗。

肋间神经
相应肋间区域皮肤感觉过敏。
持续性疼痛。
肋骨边缘压痛。
呼吸、咳嗽、喷嚏疼痛加剧。

基本治疗

针灸被广泛应用于肋间神经痛的治疗，通过刺激特定穴位调和气血、疏通经络，达到止痛的目的。

1. 支沟穴

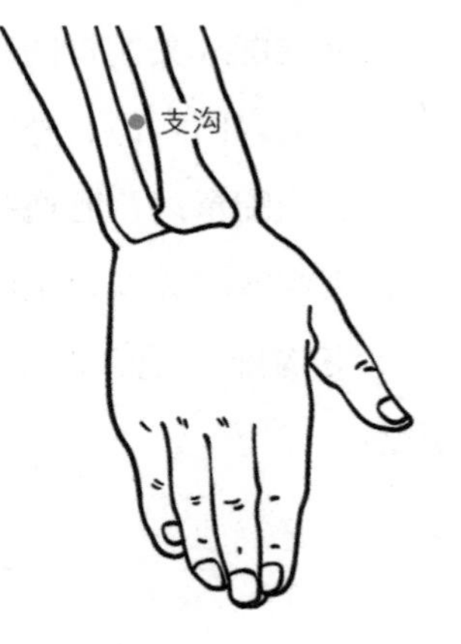

位置：支沟穴在前臂背侧，在阳池穴与肘尖的连线上，腕背横纹上 3 寸，尺骨与桡骨之间。

主治：

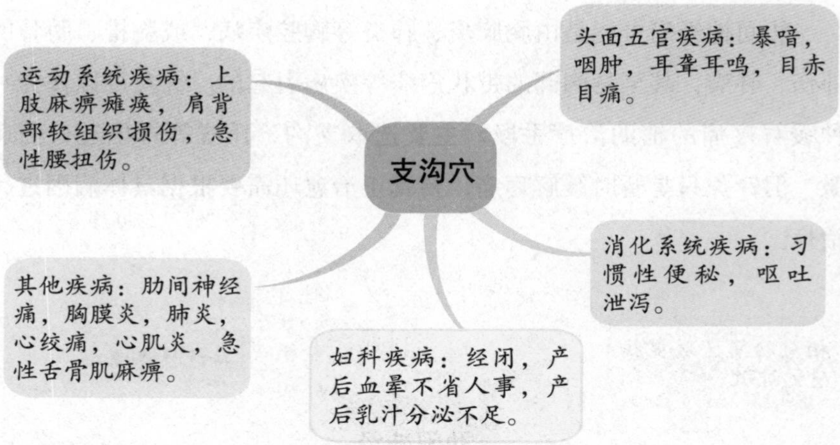

支沟穴

- 运动系统疾病：上肢麻痹瘫痪，肩背部软组织损伤，急性腰扭伤。
- 头面五官疾病：暴喑，咽肿，耳聋耳鸣，目赤目痛。
- 消化系统疾病：习惯性便秘，呕吐泄泻。
- 妇科疾病：经闭，产后血晕不省人事，产后乳汁分泌不足。
- 其他疾病：肋间神经痛，胸膜炎，肺炎，心绞痛，心肌炎，急性舌骨肌麻痹。

手法：

（1）刺法：直刺 0.5 ~ 1 寸，局部有酸胀感，针感可向上扩散至肘部，有时或有麻电感向指端发散。

（2）灸法：艾炷灸 3 ~ 5 壮；或艾条灸 5 ~ 10 分钟。

（3）特效按摩：按揉支沟穴 3 ~ 5 分钟，可清除体内堆积宿便，防止便秘、腹胀。

配伍：

支沟配外关、行间、期门、阳陵泉，主治胸胁痛。

支沟穴配章门、外关，主治胁肋痛。

支沟配章门，有通络止痛的作用，主治胁肋痛。

支沟穴配关冲，主治肩臂酸重。

支沟配阳池、八邪，有行气活血、舒筋通络的作用，主治手指震颤。

2. 丘墟穴

位置：丘墟穴在足外踝的前下方，趾长伸肌腱的外侧凹陷处。足少阳胆经的原穴。

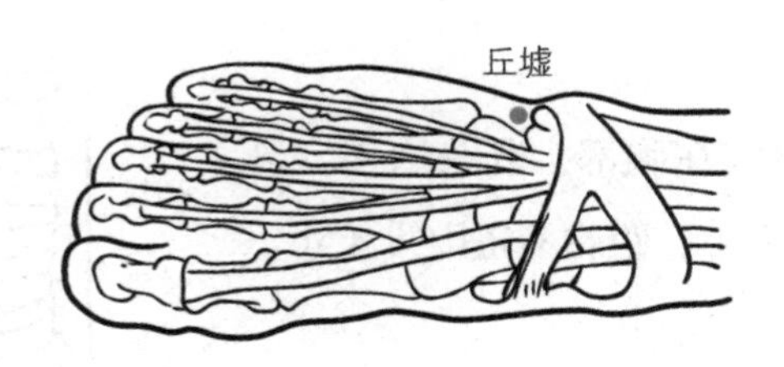

主治：

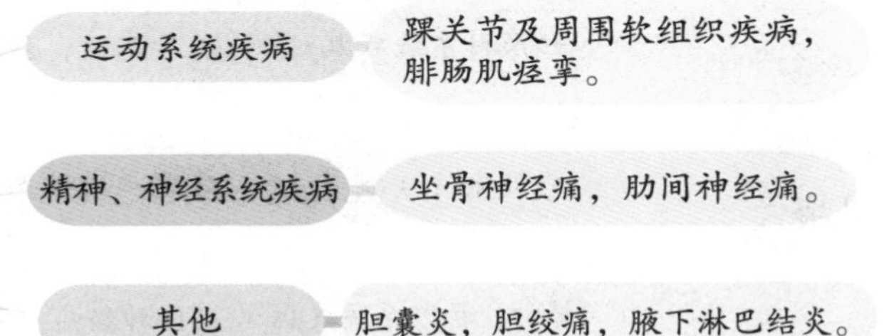

手法：

（1）刺法：直刺 0.5 ~ 0.8 寸，局部有酸痛感。

（2）灸法：艾条灸 5 ~ 10 分钟。

（3）特效按摩：用拇指指腹按压丘墟穴，每天早上按揉 200 次，对目赤肿痛、颈项痛、胸胁痛等疾病有良好的治疗效果。

配伍：

丘墟配风池、太冲，有清肝明目的作用，主治目赤肿痛。

丘墟配昆仑、申脉，有通经活络、消肿止痛的作用，主治外踝肿痛。

丘墟配阳陵泉、期门，有疏肝利胆的作用，主治胆囊炎。

丘墟配风池、睛明、太阳、太冲，主治目赤肿痛。

丘墟配昆仑、申脉、解溪、太溪、足临泣，主治踝关节肿痛。

丘墟配阳陵泉、外关、日月、期门、肝俞、胆俞，主治胆囊炎、胆石症。

3. 乳根穴

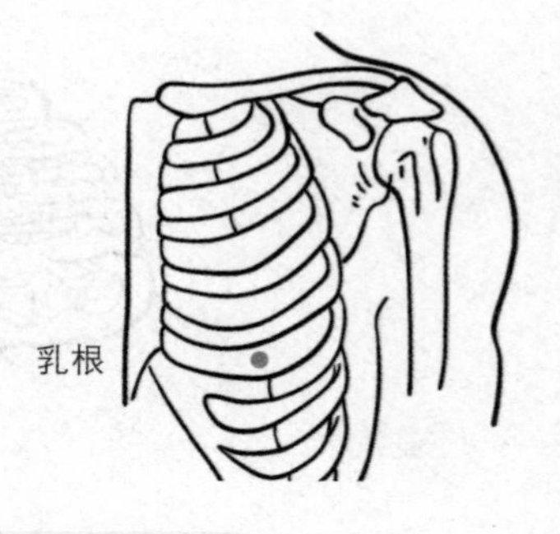

位置：乳根穴在胸部，乳头直下，乳房根部，第5肋间隙，距胸前正中线4寸。

主治：

乳根穴
- 妇产科系统疾病：乳汁不足，乳腺炎。
- 呼吸系统疾病：哮喘，慢性支气管炎，胸膜炎。
- 精神、神经系统疾病：肋间神经痛，臂丛神经痛。

手法：

（1）刺法：沿肋间隙向外斜刺0.5～0.8寸，直刺0.4寸。

（2）灸法：艾条灸5～10分钟。

（3）特效按摩：用中指和食指指腹着力按压乳根穴，每天早晚各揉按3～5分钟，对乳痈、乳痛、乳腺炎、乳汁不足等具有很好的疗效。

注意：不宜深刺，以免导致气胸。禁直接灸。

配伍：

乳根配少泽、足三里，主治产后乳汁不足。

乳根配少泽、足三里、血海，有补益气血、化生乳汁的作用，主治产后乳汁不足。

乳根配膻中、少泽，主治乳房肿痛。

乳根配膻中、内关，主治心前区疼痛。

乳根配乳中、俞府，有降气化痰、宽胸利气的作用，主治咳嗽痰哮。

4.侠溪穴

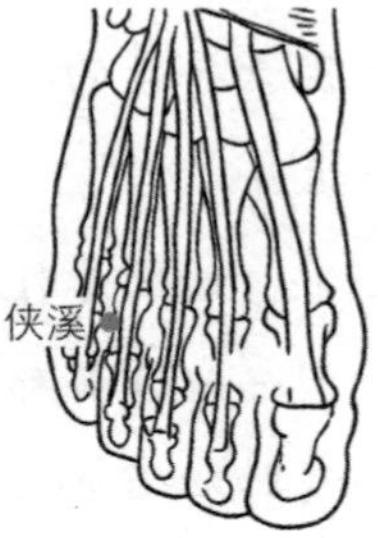

侠溪

位置：侠溪穴在足背外侧，当第4、第5趾间，趾蹼缘后方赤白肉际处。

主治：

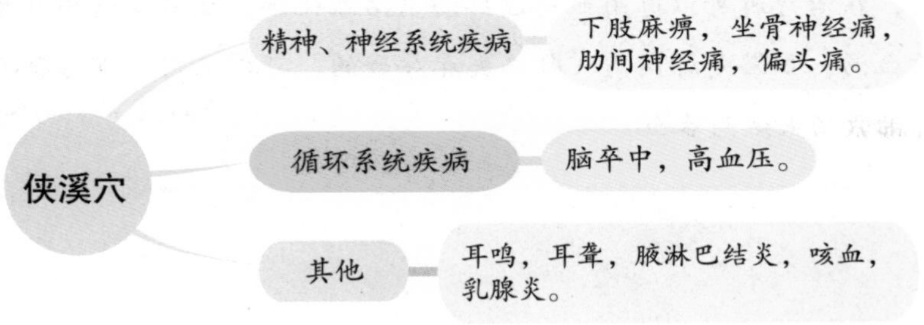

侠溪穴
- 精神、神经系统疾病：下肢麻痹，坐骨神经痛，肋间神经痛，偏头痛。
- 循环系统疾病：脑卒中，高血压。
- 其他：耳鸣，耳聋，腋淋巴结炎，咳血，乳腺炎。

手法：

（1）刺法：一般直刺0.3 ~ 0.5寸。

（2）灸法：艾炷灸3壮；或艾条灸5 ~ 10分钟。

（3）特效按摩：头痛目眩、耳鸣时，可按揉侠溪穴来缓冲。

配伍：

侠溪配太阳、率谷、风池，有祛风活络、止痛的作用，主治少阳头痛。

侠溪配支沟、阳陵泉，有舒筋活络的作用，主治胸胁痛。

侠溪配支沟、外关、期门、章门、阳陵泉，主治胸胁痛。

侠溪配耳门、听官、听会、翳风、外关，主治耳鸣、耳聋。

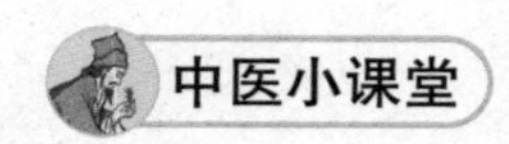

肋间神经痛从中医角度考虑可以归入胁痛的范畴，中医认为肋间神经痛是由于肝气郁结、肝胆湿热、瘀血阻络、肝络失养等因素导致的，在具体治疗上要根据不同的情况来采取不同的治疗方法。

如果是肝气郁结导致的，在治疗时主要是以疏肝解郁为主，例如疏肝解郁丸；如果是肝胆湿热导致的，在治疗时主要是以清利肝胆湿热为主，例如龙胆泻肝丸；如果是瘀血阻络所致的胁痛，在治疗时可以选用血府逐瘀汤来活血化瘀，还可以选用复元活血汤；如果是肝阴虚、肝络失养导致的，可以选用一贯煎合芍药甘草汤来滋阴养血。

运动系统

运动系统指的是人体中负责运动功能的器官系统，包括骨、关节和骨骼肌等器官，支持身体、保护内脏、完成各种运动和动作，以及参与人体的代谢过程。

运动系统疾病是指影响运动系统的各种疾病，可以分为骨骼疾病、关节疾病、肌肉疾病等。常见的症状包括疼痛、肿胀、活动受限等，严重时会影响患者的日常生活和工作。

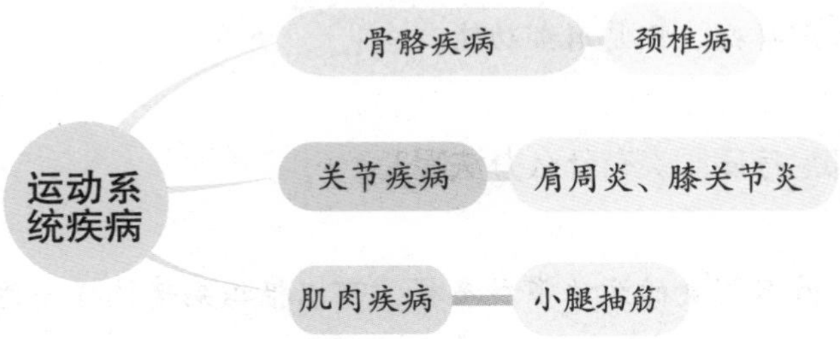

运动系统疾病
骨骼疾病　颈椎病
关节疾病　肩周炎、膝关节炎
肌肉疾病　小腿抽筋

肩周炎

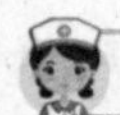

常见病小问答

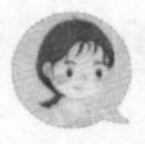

大夫，我最近肩膀特别疼，尤其是晚上睡觉时，经常疼得睡不着。白天活动时也感觉很僵硬。

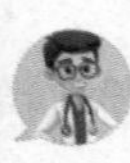

从您的描述来看，很可能是肩周炎。肩周炎是肩关节周围软组织的一种炎症，会导致肩部疼痛、僵硬和活动受限。

啊？肩周炎？我听说这个病很难治啊。

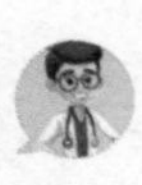

肩周炎的治疗确实需要一定的时间和耐心，但并不意味着它难治。通过合理的治疗和锻炼，大多数患者都能够缓解疼痛、恢复肩部功能。

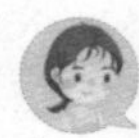

那治疗肩周炎有什么办法呢？

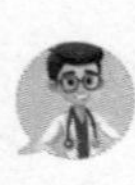

治疗肩周炎的方法多种多样，可以根据病情选择合适的治疗方案。常见的治疗方法包括物理治疗、按摩疗法、中药疗法、针灸疗法等。此外，适当休息、保持良好的姿势、避免过度使用肩部。热敷和冷敷等也有助于缓解肩周炎的症状。

对症溯源

肩周炎全称是肩关节周围炎，也被称为漏肩风、五十肩或肩凝症，在中医理论中归属于“痹证”的范畴。这种疾病实质上是肩关节周边的软组织，如关节囊、韧带等发生的一种退行性炎性疾病。尤其是在 50 岁左右的中年人群中高发，因此得名“五十肩”。

在疾病的早期阶段，患者通常会感到肩部疼痛，这种症状在夜间可能会加重，并且伴随着凉意和僵硬感。随着病情的发展，进入后期，病变的组织可能会发生粘连，从而导致肩关节的功能障碍。

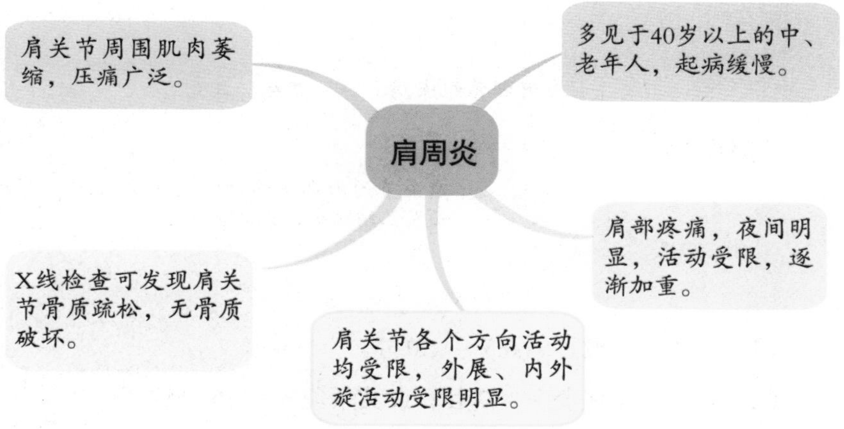

肩周炎

肩关节周围肌肉萎缩，压痛广泛。

多见于40岁以上的中、老年人，起病缓慢。

肩部疼痛，夜间明显，活动受限，逐渐加重。

肩关节各个方向活动均受限，外展、内外旋活动受限明显。

X线检查可发现肩关节骨质疏松，无骨质破坏。

基本治疗

治疗肩周炎时，通常选取云门、肩贞、秉风等穴位进行针灸或按摩，可以有效的改善肩部的血液循环，缓解肌肉紧张和疼痛。同时肩部锻炼对于恢复肩部功能和预防肩周炎的复发至关重要。

1. 肩贞穴

位置：肩贞穴在肩关节后下方，臂内收时，腋后纹头上 1 寸。

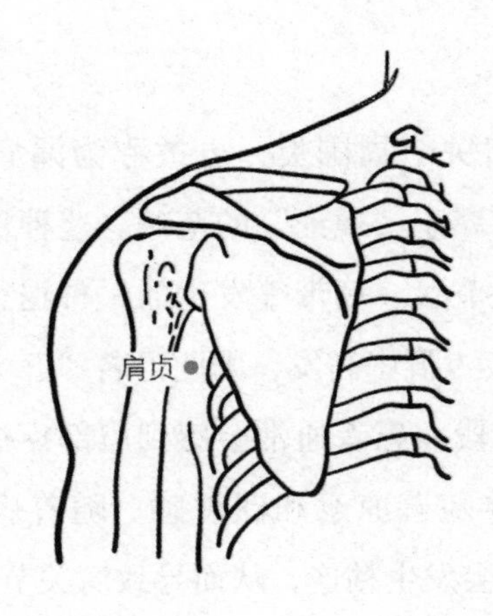

主治：

肩贞穴
- 五官科系统疾病：耳鸣，耳聋。
- 其他：肩关节周围炎，脑血管病后遗症，颈淋巴结结核，头痛等。

手法：

（1）刺法：一般直刺 0.5 ~ 1.0 寸。

（2）灸法：艾炷灸 3 ~ 7 壮；或艾条灸 5 ~ 15 分钟。

（3）特效按摩：以中指指腹按压肩贞穴，每次左右各揉按 1 ~ 3 分钟，可治肩胛痛、手臂麻木、耳鸣、耳聋等。

注意：针刺时，切不可偏向内侧，以免损伤胸侧壁，造成气胸。

配伍：

肩贞穴配肩髃、肩髎，主治肩周炎。

肩贞穴配天宗、肩外腧，主治肩痛。

肩贞配肩髃、肩髎、天宗、巨骨，主治肩凝症。

肩贞配肩髃，有舒筋活络、止痛的作用，主治肩臂疼痛、上肢瘫痪。

肩贞配曲池、手三里、外关、合谷，主治上肢麻痹。

2. 秉风穴

位置：秉风穴在肩胛部，冈上窝中央，天宗穴直上，举臂有凹陷处。

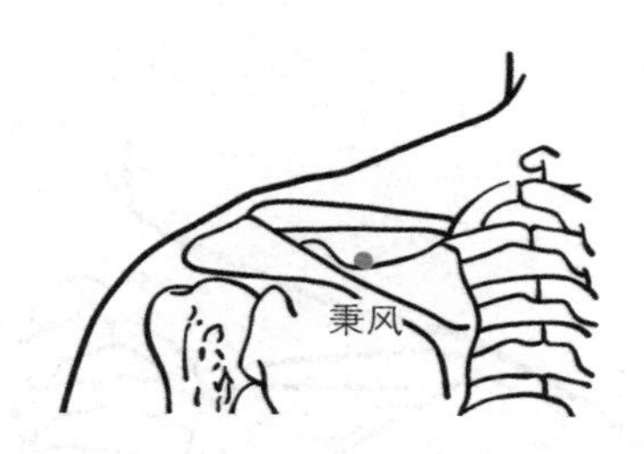

主治：

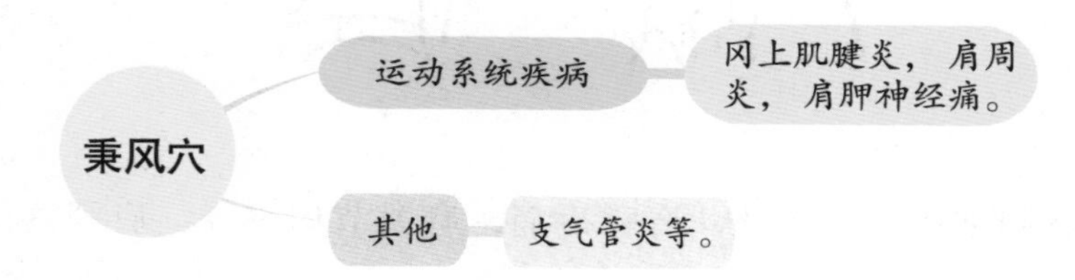

手法：

（1）刺法：一般直刺 0.3 ~ 0.5 寸。

（2）灸法：艾炷灸 3 ~ 5 壮；或艾条灸 5 ~ 10 分钟。

（3）特效按摩：按揉秉风穴 3 ~ 5 分钟，或用艾条灸 5 ~ 10 分钟，可缓解肩胛疼痛。

配伍：

秉风穴配风池、天柱，主治项强。

秉风穴配肩井、臑俞、肩髃，主治肩胛部肿痛。

秉风穴配肩髃、外关，有舒筋通络、活血的作用，主治上肢酸麻、肩关节周围炎。

秉风配天容、肩井，主治肩痛不可举。

秉风配天宗、肩井、后溪，主治肩背疼痛。

3. 曲垣穴

位置：曲垣穴在肩胛部，冈上窝内侧端，臑俞穴与第 2 胸椎棘突连线的中点处。

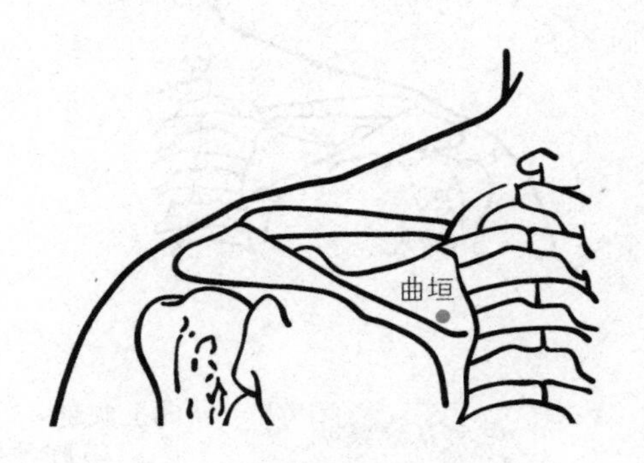

主治：

肩胛部疼痛，拘挛，肩背疼痛，肩关节周围炎，肩胛痛，肩周炎。

手法：

（1）刺法：一般直刺 0.3 ~ 0.5 寸。

（2）灸法：艾炷灸 3 ~ 5 壮；或艾条灸 5 ~ 10 分钟。

（3）特效按摩：每天早晚用中指指腹按揉曲垣穴 1 ~ 3 分钟，对眼部疲劳、上肢不适等症状有很好的调理作用，还可延缓身体衰老。

配伍：

曲垣穴配臂臑、阳陵泉，主治冈上肌腱炎。

曲垣穴配天宗，主治肩胛痛。

曲垣配大椎，有通阳舒筋、活络的作用，主治肩背痛。

曲垣配昆仑、大椎，主治肩背痛。

曲垣配天宗、后溪、昆仑，主治腰背痛。

4. 臑俞穴

位置：臑俞穴在肩部，腋后纹头直上，肩胛冈下缘凹陷中。

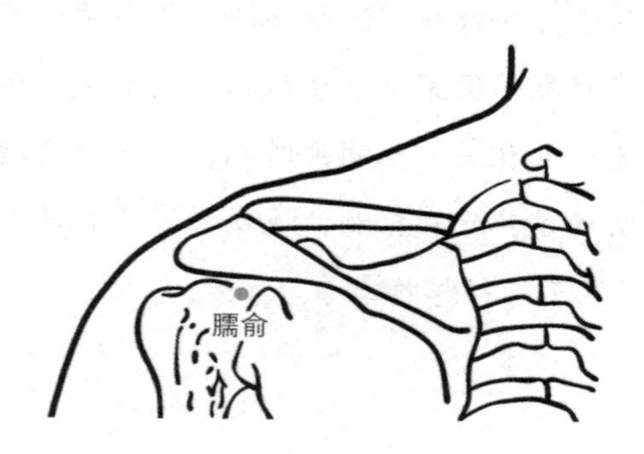

主治：

肩臂疼痛，瘰疬，肩周炎，上肢瘫痪，臂外展无力。

手法：

（1）刺法：直刺 0.8 ~ 1.2 寸。

（2）灸法：艾炷灸 3 ~ 7 壮；或艾条灸 5 ~ 15 分钟。

（3）特效按摩：用中指指腹按压臑俞穴，每次 1 ~ 3 分钟，长期坚持对上肢和肩关节都有很好的保养作用，还可有效预防上肢不遂、肩周炎等。

配伍：

臑俞穴配肩髃、肩贞、肩髎、外关，主治肩周炎。

臑俞配肩髃、肩贞、肩髎、外关、曲池，主治上肢瘫痪。

臑俞穴配肩髃、臂臑、养老，主治肩臂疼。

臑俞配臂臑，有祛风通络止痛的作用，主治肩臂酸痛。

臑俞配后溪、肩井，主治肩部疼痛。

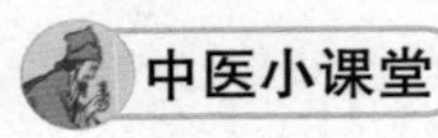

中医古典医籍如《黄帝内经》提到了风寒湿邪对肩周炎的影响，认为这些因素可导致肩部经络阻滞、气血运行不畅。随着医学的发展，隋唐时期的医家进一步认识到肩周炎与体虚、劳伤、筋骨损伤等因素密切相关。至明清时期，中医对肩周炎的认识更加深入，不仅明确了其发病机制，还发明了多种治疗方法，如辨证用药、针灸、药熨、按摩推拿等。

颈椎病

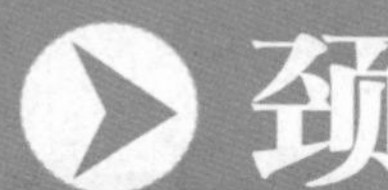

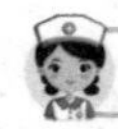

常见病小问答

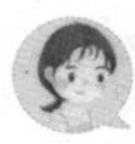

大夫，我最近总是感觉脖子僵硬疼痛，有时候还会头晕，这是怎么回事呢？

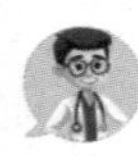

你可能患有颈椎病。颈椎病是指颈椎结构发生改变，导致颈椎功能障碍的一类疾病。除了脖子僵硬疼痛，颈椎病还可能引发头痛、手臂麻木等症状。

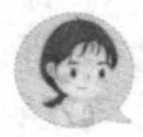

为什么会得颈椎病呢？

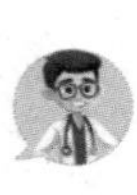

颈椎病的发病原因比较复杂。长时间低头使用手机、电脑，或者不正确的坐姿都可能导致颈椎病。

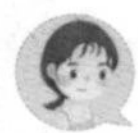

那颈椎病该怎么治疗呢？

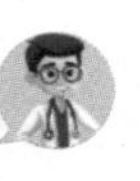

轻微的颈椎病可以通过改善生活习惯、调整坐姿、定期做颈部锻炼来缓解。对于症状较重的颈椎病，可能需要采用药物治疗、物理治疗，如牵引、按摩、针灸等，甚至需要通过手术治疗。

对症溯源

颈椎病被中医归类为痹证，是因颈部长期劳损、风寒侵袭或外伤导致的颈椎及周围软组织病变。它会引起颈神经根、脊髓、椎动脉及交感神经的压迫，从而产生颈僵、活动受限、放射性疼痛、头痛、头晕及肢体麻木等症状。此病发病率高，且逐渐年轻化，但除脊髓型外，其他类型的颈椎病预后通常较好。

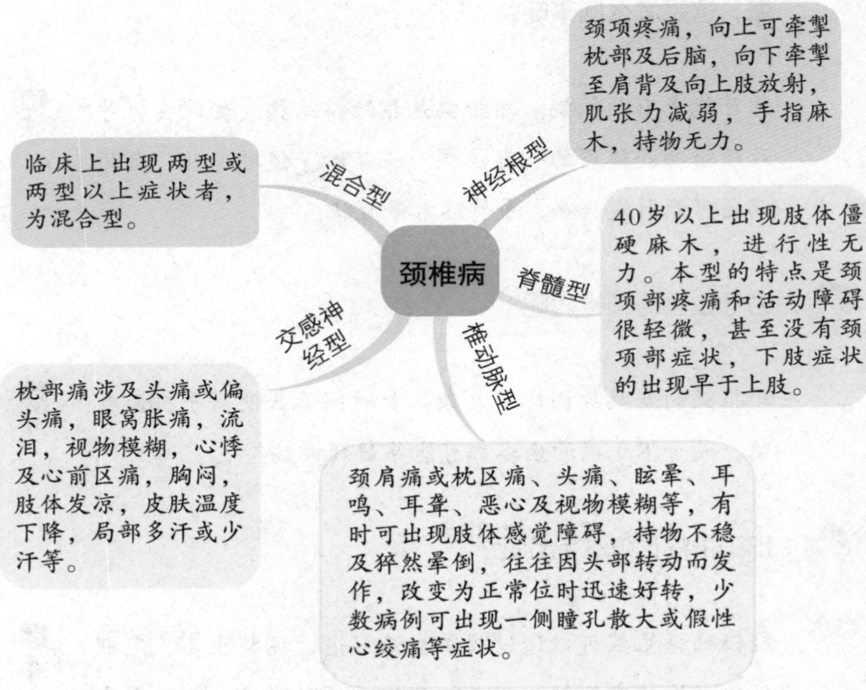

颈椎病

神经根型：颈项疼痛，向上可牵掣枕部及后脑，向下牵掣至肩背及向上肢放射，肌张力减弱，手指麻木，持物无力。

脊髓型：40岁以上出现肢体僵硬麻木，进行性无力。本型的特点是颈项部疼痛和活动障碍很轻微，甚至没有颈项部症状，下肢症状的出现早于上肢。

椎动脉型：颈肩痛或枕区痛、头痛、眩晕、耳鸣、耳聋、恶心及视物模糊等，有时可出现肢体感觉障碍，持物不稳及猝然晕倒，往往因头部转动而发作，改变为正常位时迅速好转，少数病例可出现一侧瞳孔散大或假性心绞痛等症状。

交感神经型：枕部痛涉及头痛或偏头痛，眼窝胀痛，流泪，视物模糊，心悸及心前区痛，胸闷，肢体发凉，皮肤温度下降，局部多汗或少汗等。

混合型：临床上出现两型或两型以上症状者，为混合型。

基本治疗

治疗颈椎病的常用手段，包括按摩、针灸和艾灸。按摩能促进颈部血液循环，缓解肌肉紧张；针灸则通过刺激穴位调节气血，改善颈椎症状；艾灸用温热效应加速新陈代谢，减轻疼痛。

1. 外关穴

位置：外关穴在前臂背侧，阳池穴与肘尖的连线上，腕背横纹上 2 寸，尺骨与桡骨之间。

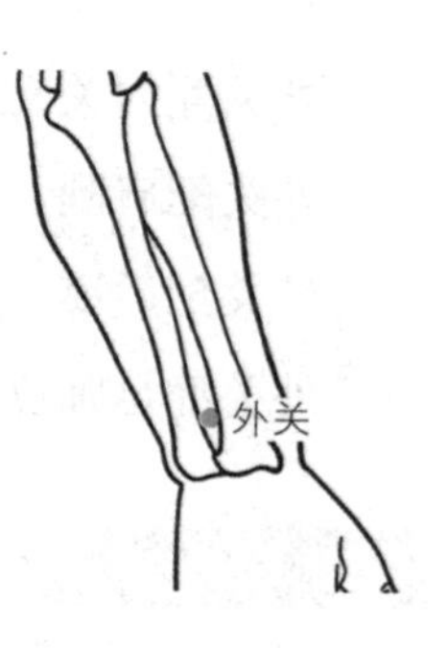

主治：

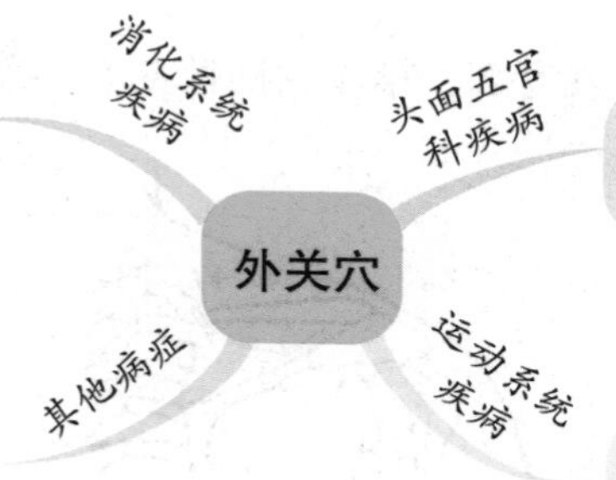

腹痛便秘，肠痈霍乱。

目赤肿痛，耳鸣耳聋，鼻衄牙痛。

热病，感冒，高血压，偏头痛，失眠，脑血管后遗症，遗尿。

上肢关节炎，桡神经麻痹，急性腰扭伤，颞颌关节功能紊乱，落枕等。

手法：

（1）针刺：

外关穴刺法

直刺0.5～1寸，或透内关穴，局部有酸胀感，有时可扩散至指端。

向上斜刺，针感可向上扩散至肘、肩部，以治肘、肩及躯干疾病。

向阳池穴方向斜刺运针，以治疗手腕疾患。

（2）灸法：艾炷灸 3 ～ 5 壮；或艾条灸 5 ～ 10 分钟。

（3）特效按摩：用拇指揉、点外关穴，力量由轻到重，以穴位下有酸胀感为度，可治腰痛、手臂疼痛、偏头痛、风湿等症。

配伍：

外关穴配肩髃、曲池、手三里、合谷，主治上肢瘫痪。

外关配内关、阳陵泉，主治胁肋痛。

外关配肩髃、曲池、手三里、合谷，主治上肢瘫痪。

外关配后溪，有舒筋活络的作用，主治落枕。

外关配足临泣（为八脉交会穴），主治耳目、颈项及肩部病症。

2. 肩外俞穴

位置：肩外俞穴在背部，第 1 胸椎棘突下，旁开 3 寸。

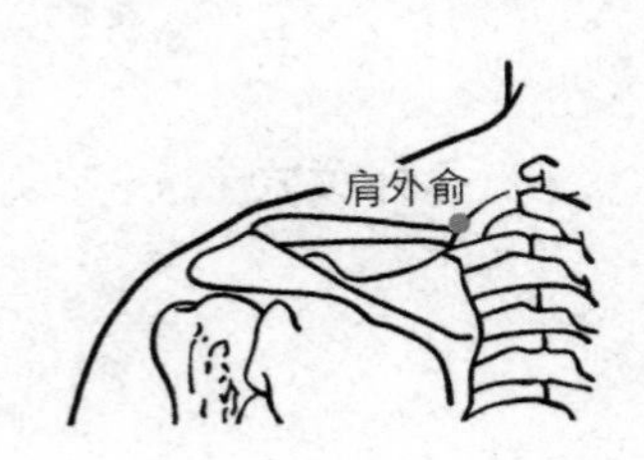

主治：

肩外俞穴

- 运动系统疾病——颈椎病，肩胛区神经痛，痉挛，麻痹。
- 其他——肺炎，胸膜炎，神经衰弱，低血压等。

手法：

（1）刺法：一般直刺 0.3 ~ 0.5 寸。

（2）灸法：艾炷灸 3 ~ 5 壮；或艾条灸 5 ~ 10 分钟。

（3）特效按摩：按揉肩外俞穴 3 ~ 5 分钟，或用艾条灸 5 ~ 10 分钟，可治疗肩背疼痛、颈项强急等肩背颈项疾病。

注意：不可深刺，以防伤及肺脏，造成气胸。

配伍：

肩外俞配昆仑，主治肩背痛。

肩外俞配风池、外关，主治颈项强急。

肩外俞配秉风、养老，主治落枕。

肩外俞配大椎、后溪，有舒筋活络、解痉止痛的作用，主治颈项强直，颈、胸椎病，肩背酸痛。

肩外俞配后溪、天宗、肩井、大椎，主治肩背疼痛。

3.大杼穴

位置：大杼穴在背部，第 1 胸椎棘突下，旁开 1.5 寸。

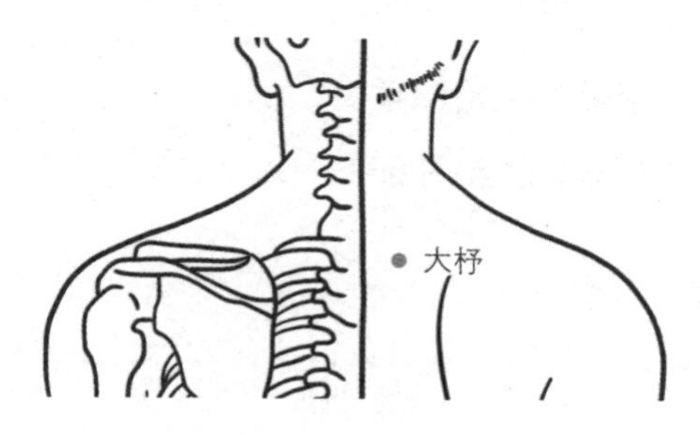

主治：

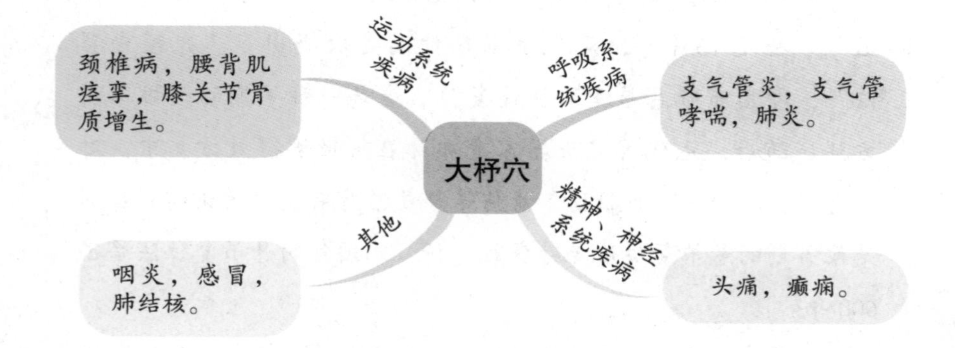

手法：

（1）刺法：一般向椎体方向斜刺 0.5 ~ 0.8 寸。

（2）灸法：艾炷灸 3 ~ 7 壮；或艾条灸 5 ~ 15 分钟。

（3）特效按摩：用中指指腹按压大杼穴，每次左、右各按揉

1 ~ 3分钟，可治咳嗽、发热、肩背痛等疾病。

注意：大杼穴深部位于第1胸神经后支外侧支，故不能直刺、深刺。

配伍：

大杼配夹脊、绝骨，有强筋骨、通经络、调气血的作用，主治颈椎病。

大杼配列缺、尺泽，有理肺止咳、平喘的作用，主治咳嗽、气喘。

大杼配膻中、丰隆，主治咳嗽。

大杼配合谷、颊车，主治牙痛。

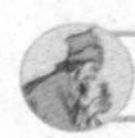

中医小课堂

宋元时期，整脊疗法盛行，出现了专门从事整脊的“铃医”。公元1331年，元代医家李仲南首次提出了“兜颈坐罂法”，即用布带悬吊牵引快速复位。这是一种早期的颈椎牵引方法。随后，元代著名医学家危亦林在《世医得效方》中，对于骨折、脱臼、跌打损伤、箭伤等整复治疗有精辟的论述，特别是他首创的悬吊复位法治疗脊柱骨折，比国外的悬吊复位法早了600年。

在明清时期，中医对颈椎病的治疗更加系统化。许多医家通过临床实践，总结出了针灸、推拿、中药外敷等多种有效的治疗方法。

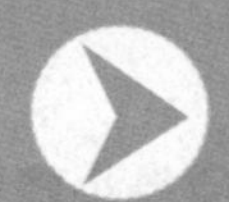

小腿抽筋

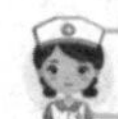

常见病小问答

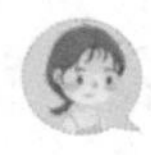

大夫，我最近晚上睡觉时小腿总是突然抽筋，疼痛难忍，这是什么原因引起的呢？

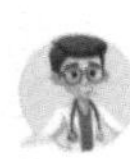

你最近有没有做什么剧烈的运动或者长时间站立呢？

没有啊，我就每天上班坐着，下班回家也是坐着看电视。

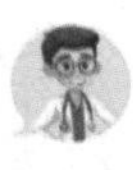

那你平时有没有注意饮食和补充水分呢？缺钙或者缺镁也会导致小腿抽筋的。

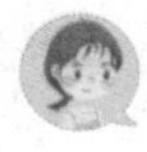

我好像确实没有特别注意这些，有时候忙起来连饭都顾不上吃。

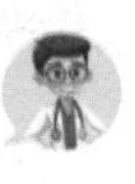

这可能就是导致你小腿抽筋的原因了。建议你平时要注意饮食均衡，多吃些富含钙、镁的食物，比如牛奶、豆腐、坚果等。另外，晚上睡觉前可以轻轻按摩抽筋的肌肉，进行适度的伸展和放松。

对症溯源

小腿抽筋，多因长时间负重、疲劳过度或寒湿侵袭，使得小腿肌肉与筋腱发生痉挛与疼痛。当身体缺乏钙、镁元素或水分不足时，也易诱发抽筋现象。抽筋时，肌肉突然紧缩，疼痛难忍，甚至可能导致活动受限。此病在日常生活中颇为常见，且容易反复发作，但若及时调整生活习惯，补充所需营养，多数情况下预后良好，能够快速恢复小腿的正常功能。

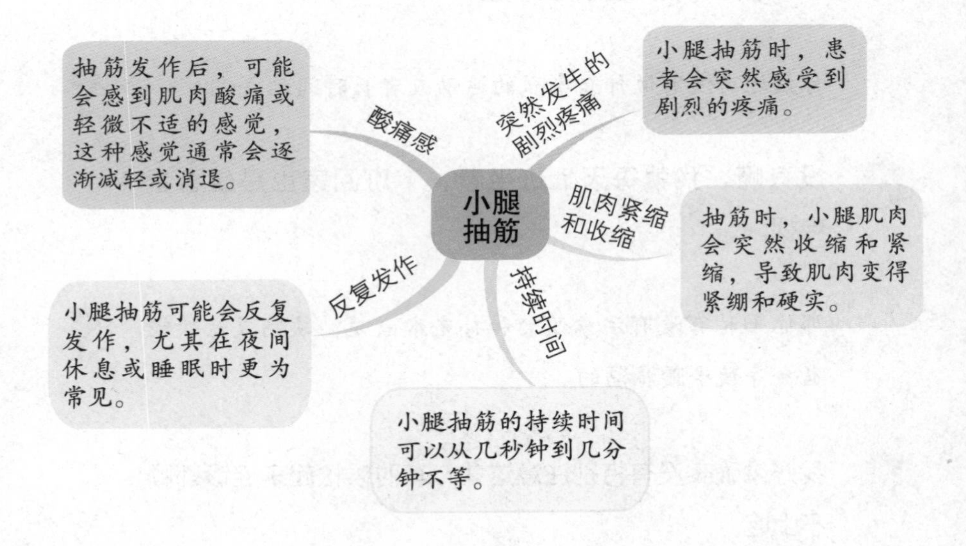

基本治疗

当发生小腿抽筋时，可以先将紧张的肌肉放松，然后尝试按摩或针灸，以缓解抽筋带来的不适。在日常生活中也可以进行适当的穴位按摩，以预防小腿抽筋的发生。

1. 承山穴

位置：承山穴在小腿后面正中，委中与昆仑之间，伸直小腿或足跟上提时腓肠肌肌腹下出现角形凹陷处。

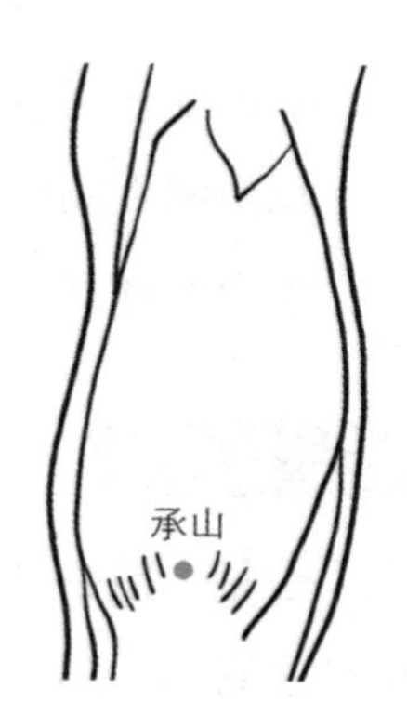

主治：

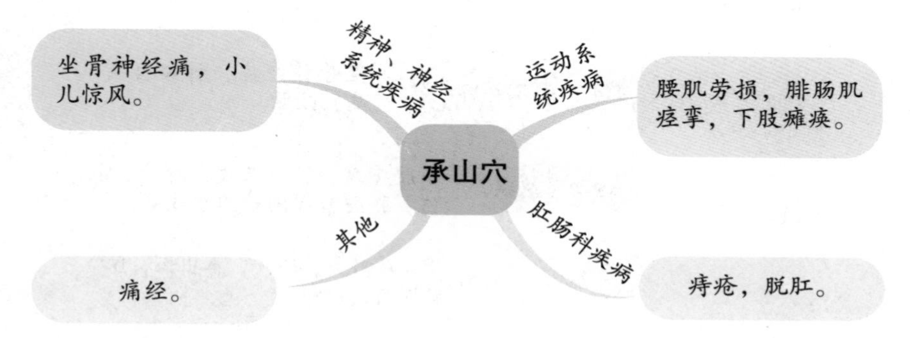

手法：

（1）刺法：一般直刺1.0～1.5寸。

（2）灸法：艾炷灸3～5壮；或艾炷灸5～10分钟。

（3）特效按摩：用拇指指腹按摩承山穴，力度由轻到重，然后用手掌在穴位四周搓擦，令皮肤感到发热，以此方法可治疗小腿抽筋。

注意：承山穴深部，正当胫后动、静脉，深层有胫神经，故针刺时应避开。

配伍：

承山配环跳、阳陵泉，有舒筋活血、通络的作用，主治腓肠肌痉挛、下肢痿痹。

承山配大肠俞、秩边，有理气清热、通调肠腑的作用，主治便秘。

承山配长强、二白、足三里，主治直肠脱垂。

承山配大肠俞、太溪、支沟，主治大便难。

承山配环跳、肾俞、委中、关元，主治腰背痛。

2. 昆仑穴

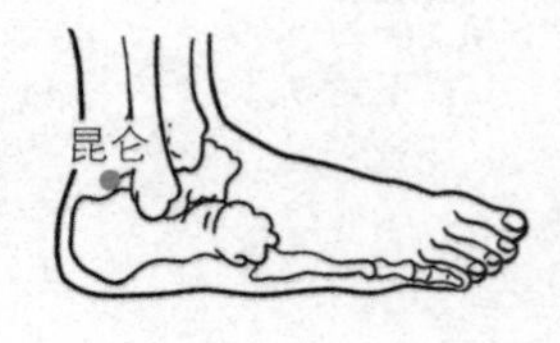

位置：昆仑穴在足部外踝后方，当外踝尖与跟腱之间的凹陷处。

主治：

- 昆仑穴
  - 精神、神经系统疾病：坐骨神经痛，神经性头痛，眩晕。
  - 运动系统疾：下肢瘫痪，膝关节炎，踝关节扭伤，膝关节周围软组织疾病。
  - 其他：甲状腺肿大，脚气，鼻出血，胎盘滞留，痔疮。

手法：

（1）刺法：直刺 0.5 ~ 0.8 寸，也可深刺透太溪穴，局部有酸胀感，可向足趾发散。

（2）灸法：艾炷灸 3 ~ 5 壮；或艾条灸 5 ~ 10 分钟。

（3）特效按摩：拇指弯曲，用指节由上向下轻轻刮按昆仑穴 1 ~ 3 分钟，对腿足红肿、脚腕疼痛、脚踝疼痛等具有疗效。

注意：孕妇禁针。《针灸大成》曰："妊妇刺之落胎。"

配伍：

昆仑配风池、后溪，有清头目、安神志的作用，主治头痛、惊痫。

昆仑配风市、阳陵泉，有舒筋活血、通络的作用，主治下肢痿痹。

昆仑配大椎、百会、后溪、风池，主治头痛。

昆仑配申脉、丘墟、解溪、悬钟，主治外踝扭伤。

昆仑配合谷、三阴交、至阴、足三里，主治难产。

3. 阳陵泉穴

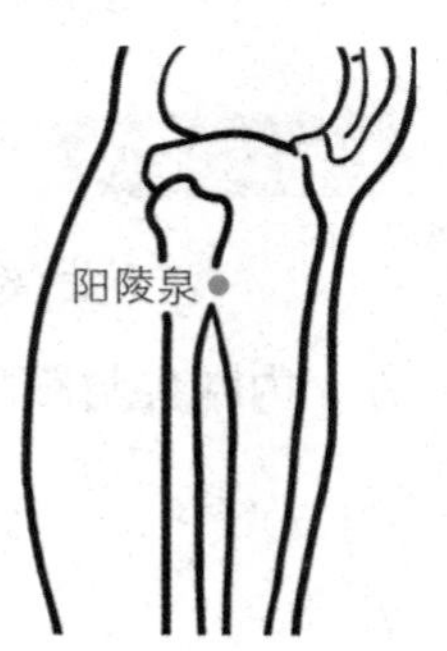

位置：阳陵泉穴在小腿外侧，腓骨头前下方凹陷处。

主治：

- 阳陵泉穴
  - 运动系统疾病：膝关节炎及周围软组织疾病，下肢瘫痪，踝扭伤，肩周炎，落枕，腰扭伤，臀部肌内注射后疼痛。
  - 消化系统疾病：肝炎，胆结石，胆绞痛，胆道蛔虫症，习惯性便秘。
  - 其他：高血压，肋间神经痛。

手法：

（1）刺法：直刺 1 ~ 1.5 寸。

（2）灸法：艾炷灸 5 ~ 7 壮；或艾条灸 10 ~ 15 分钟。

（3）特效按摩：按摩阳陵泉穴，能增加胆囊的运动和排空能力，减轻胆囊内压力，缓解胆囊炎等症。

配伍：

阳陵泉配环跳、风市、委中、悬钟，有活血通络、疏调经脉的作用，主治半身不遂、下肢痿痹。

阳陵泉配环跳、风市、委中、悬钟、昆仑，主治半身不遂、下肢痿痹。

阳陵泉配人中、中冲、太冲，有祛风镇静、解痉的作用，主治小儿惊风。

阳陵泉配水沟、印堂、中冲、太冲，主治小儿惊风。

4. 太溪穴

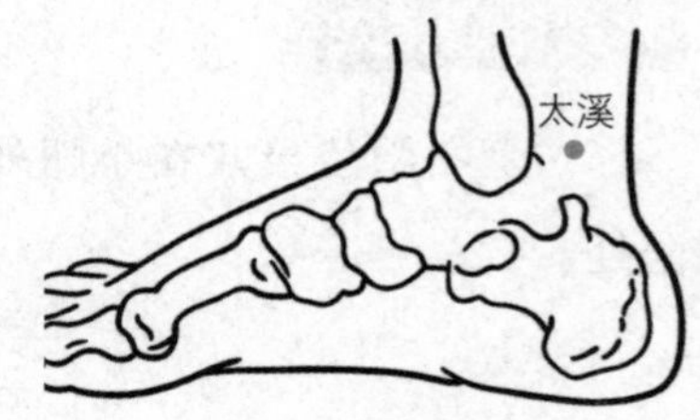

位置：太溪穴在足内侧，内踝后方，内踝尖与跟腱之间的凹陷处。

主治：

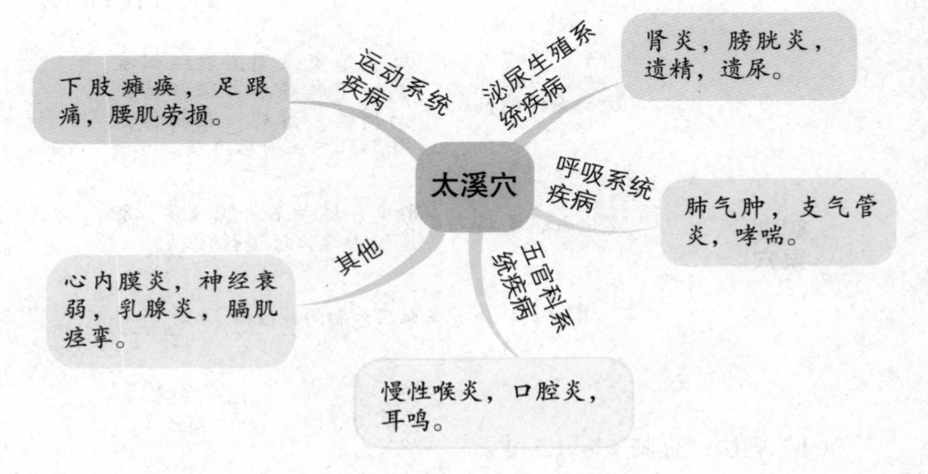

手法：

（1）刺法：一般直刺 0.5 ~ 0.8 寸。

（2）灸法：艾炷灸 3 ~ 5 壮；或艾条灸 5 ~ 10 分钟。

（3）特效按摩：用拇指指腹由上往下刮太溪穴，每日早晚左右足各刮 1 ~ 3 分钟，可调节和缓解肾炎、膀胱炎、遗尿、遗精等病症。

配伍：

太溪配关元、中极、肾俞、膀胱俞，主治小便频数。

太溪配大陵、神门、三阴交，主治失眠。

太溪配肾俞、命门、志室、腰阳关、委中，主治肾虚腰痛。

太溪配太冲、风池，主治头痛、眩晕。

太溪配三阴交、听官、听会，主治耳鸣、耳聋。

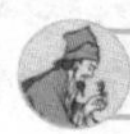

中医小课堂

小腿抽筋在中医中通常被称为“脚挛急”或“腿痛转筋”，古人认为这种病症多与风寒湿邪侵袭、气血不和、肝肾亏虚等因素有关。

在《伤寒论》中，汉代医圣张仲景就提出了使用芍药甘草汤来治疗脚挛急。这个方剂由白芍药和炙甘草组成，具有养血柔肝、缓急止痛的功效，对于小腿抽筋引起的疼痛有很好的缓解作用。在《肘后备急方》中，葛洪提出了使用艾灸穴位来治疗小腿抽筋的方法。

膝关节炎

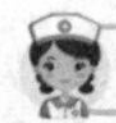

常见病小问答

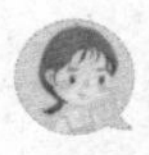

大夫，我最近膝盖总是疼，特别是上下楼梯的时候，感觉像针扎一样。

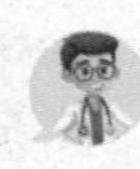

根据您的描述，这可能是膝关节炎的症状。膝关节炎是一种常见的关节疾病，主要由关节软骨磨损引起。

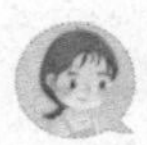

膝关节炎？我怎么会得这个病呢？

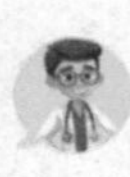

膝关节炎的发病原因很多，包括年龄、肥胖、长期过度使用关节、关节损伤等。随着年龄的增长，关节软骨会逐渐磨损，导致关节疼痛和炎症。

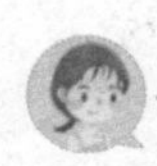

那我应该怎么治疗呢？

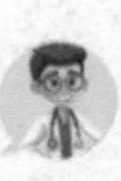

治疗膝关节炎的方法多种多样，可以根据病情选择合适的治疗方案。常见的治疗方法包括药物治疗、物理治疗、保守治疗、手术治疗等。按摩可以帮助增强关节周围的肌肉力量和改善关节活动度。

对症溯源

膝关节炎，多因长期劳损、寒湿侵袭或外伤导致膝关节及周围软组织发生病变。此病会引起膝关节疼痛、肿胀、僵硬及活动受限等症状，严重时甚至可能影响步行功能。随着年龄的增长，膝关节炎的发病率逐渐上升，且呈现年轻化趋势。

在膝关节炎中，由于关节软骨的磨损，骨头之间的摩擦增加，身体会产生反应性的骨质增生。这导致骨刺的形成，进一步加剧疼痛和关节功能障碍。

膝关节炎的主要特征是关节软骨的磨损和退化。正常情况下，关节软骨光滑而均匀，可以减少骨头之间的摩擦。但在膝关节炎中，关节软骨会逐渐磨损，导致关节间隙变窄。

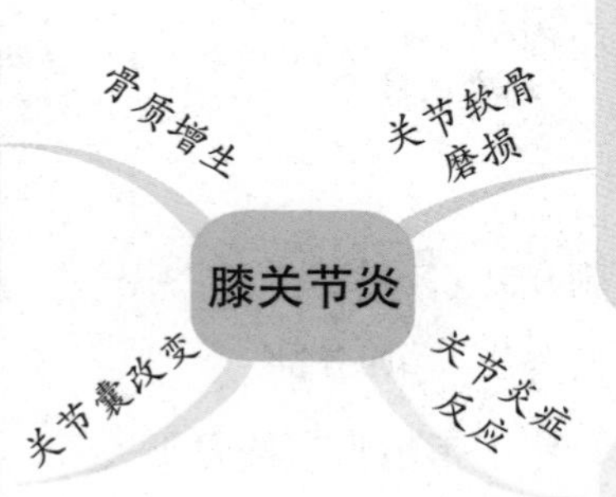

膝关节炎还可能导致关节囊的变化，包括关节囊的增厚、纤维化和粘连。这会限制关节的正常运动范围，导致僵硬和功能受限。

膝关节炎可以伴随关节炎症反应，包括关节肿胀、红热、疼痛和功能障碍。这是由于关节软骨磨损引起的炎症反应，导致关节内的炎性介质释放和炎性细胞浸润。

基本治疗

按摩或针灸膝关节周围的穴位可以疏风散寒、消肿止痛、舒筋活络等，对膝关节疼痛、肿胀等症状有较好的缓解作用。

1. 膝阳关穴

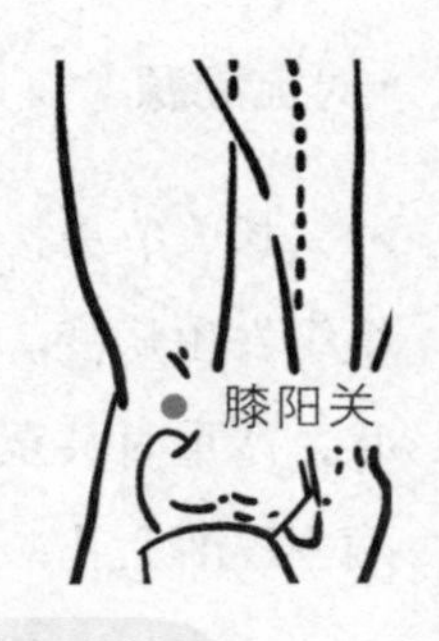

位置：膝阳关穴在膝外侧，阳陵泉上 3 寸，股骨外上髁上方的凹陷处。

主治：

- 膝阳关穴
  - 运动系统疾病：膝关节炎，下肢瘫痪，膝关节及周围软组织疾患，脚气。
  - 精神、神经系统疾病：股外侧皮神经麻痹，坐骨神经痛。

手法：

（1）刺法：直刺 0.5 ~ 1 寸。

（2）灸法：艾条灸 5 ~ 10 分钟。

（3）特效按摩：用中指指腹揉按膝阳关穴，有胀痛的感觉，可改善和治疗膝关节肿痛、挛急及小腿麻木等下肢疾病。

配伍：

膝阳关配膝眼、阳陵泉，有利关节、通筋脉的作用，主治膝关节炎。

膝阳关配内膝眼、犊鼻、阳陵泉、足三里、梁丘，主治膝关节肿痛。

膝阳关配委中、承山，有舒筋活络的作用，主治腘筋挛急。

膝阳关配委中、承筋、承山、昆仑，主治腘筋挛急。

2. 犊鼻穴

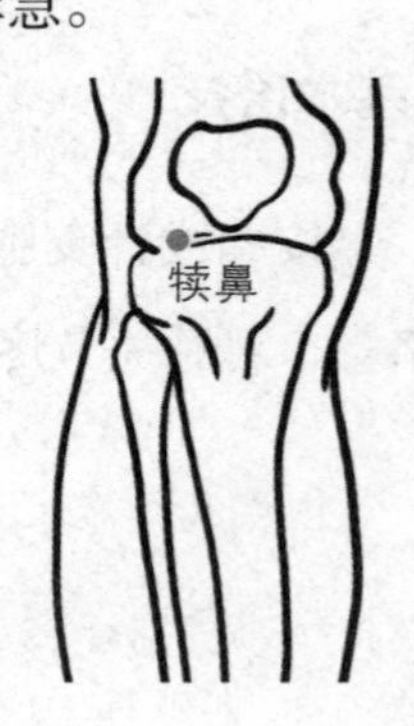

位置：犊鼻穴在膝部，屈膝，髌骨与髌韧带外侧凹陷中。

主治：

膝关节炎，膝部神经痛或麻木，脚气，下肢瘫痪，足跟痛。

手法：

（1）刺法：稍向髌韧带方向斜刺 0.5 ～ 1.2 寸。

（2）灸法：艾条灸 5 ～ 10 分钟。

（3）特效按摩：

①揉按犊鼻穴 5 分钟，可减轻剧烈运动造成的膝关节疼痛。

②长期坚持用中指指腹按摩犊鼻穴，每次 1 ～ 3 分钟，可以改善膝部疼痛、酸软等症。

配伍：

犊鼻配膝阳关、足三里、阳陵泉，有温经通络的作用，主治膝及膝下病。

犊鼻配梁丘、阳陵泉，有舒筋活络的作用，主治膝关节炎。

犊鼻配阳陵泉、委中、承山，有行气活血的作用，主治髌骨脂肪垫劳损。

3. 内膝眼穴

位置：内膝眼穴在髌韧带两侧凹陷处。在内侧的称内膝眼。

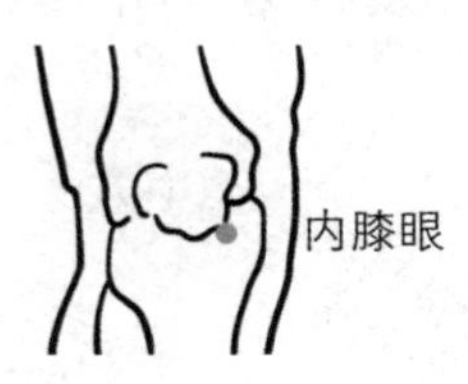

主治：

膝痛、脚气、腿脚重痛。

手法：

（1）刺法：一般向膝中方向斜刺 0.5 ～ 1.0 寸，或透刺外膝眼。

（2）灸法：可灸。

（3）特效按摩：内膝眼主治膝关节炎、膝部神经痛或麻木等运动系统疾病，按摩时手法要轻一些，以免损伤皮肤。

注意：起针前勿伸膝，以防折针。

配伍：

内膝眼配委中、压痛点，主治膝部软组织损伤。

内膝眼配伏兔、阳陵泉，主治膝关节痛。

内膝眼配梁丘、阳陵泉，主治膝关节炎。

4. 委中穴

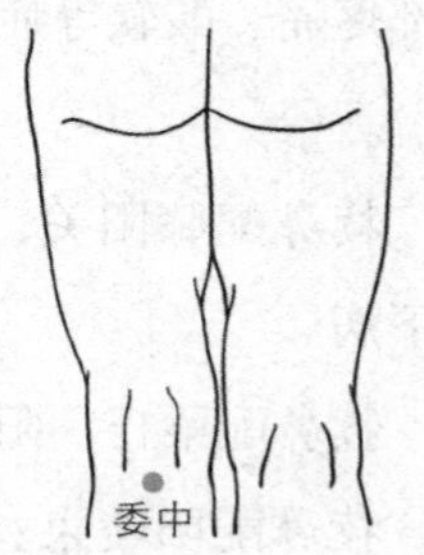

位置：委中穴在腘横纹中点，股二头肌腱与半腱肌肌腱的中间。

主治：

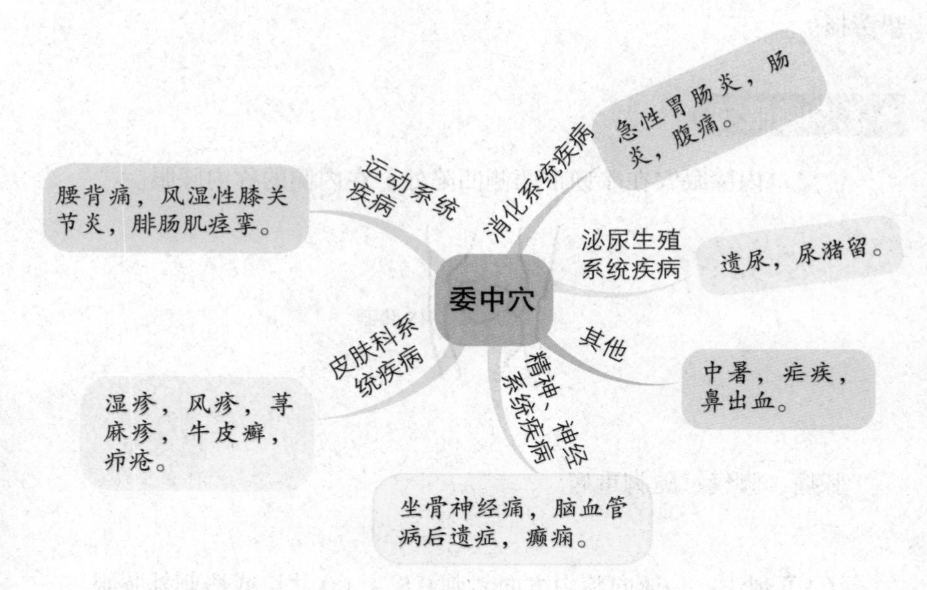

手法：

（1）刺法：一般直刺 0.5 ~ 1.0 寸，或用三棱针点刺出血。

（2）灸法：艾炷灸或温针灸 5 ~ 7 壮，艾条温灸 10 ~ 15 分钟。

（3）特效按摩：用力掐按委中穴 20 ~ 30 次，可缓解急性腰痛。

注意：委中穴浅层是神经，中层是静脉，深层是动脉，故不能深刺，以免刺破大血管造成出血或下肢活动不利。

配伍：

委中配肾俞、腰阳关，有强腰舒筋、活络止痛的作用，主治腰腿痛，坐骨神经痛。

委中配曲池、风市，有祛风清热、凉血解毒的作用，主治湿疹、疔疮。

委中配阳陵泉、悬钟，有补髓强筋、活血通络的作用，主治下肢痿痹。

委中配环跳、肾俞、阳陵泉、足三里，主治腰痛、下肢麻木。

5. 梁丘穴

位置：屈膝，梁丘穴在大腿前面，髂前上棘与髌底外侧端的连线上，髌底上 2 寸。

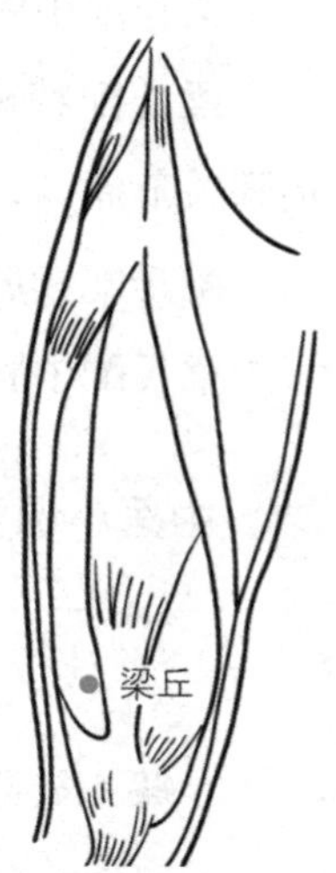

主治：

梁丘穴
- 消化系统疾病：胃痉挛，胃炎，腹泻。
- 妇、产科系统疾病：乳腺炎，痛经。
- 运动系统疾病：风湿性关节炎，髌上滑囊炎，髌骨软化症，膝关节病变。

手法：

（1）刺法：一般直刺 0.8 ~ 1.2 寸。

（2）灸法：艾炷灸 3 ~ 5 壮；或艾条灸 5 ~ 10 分钟。

（3）特效按摩：梁丘穴治疗急性病效果好。如急性胃炎、肠胃炎引发的突然乳房痛，或者突然膝盖痛时，赶紧揉一下梁丘穴，就会马上缓解。

注意：不能刺激过强，以免损伤肌肉、筋膜。

配伍：

梁丘配曲泉、膝阳关，有舒筋活络的作用，主治筋挛、膝关节不得屈伸。

梁丘配中脘、内关、足三里，主治急性胃痛。

梁丘配犊鼻、阳陵泉、膝阳关、阴陵泉，有舒筋活络的作用，主治膝关节痛。

梁丘配犊鼻、阳陵泉、膝阳关，主治膝关节痛。

梁丘配中脘、内关、公孙，主治胃溃疡。

中医小课堂

膝关节炎在中医中通常被归类为“痹证”的范畴，认为是由于风寒湿邪侵入人体，导致膝关节气血瘀滞、经络不通而引发的疾病。

在古代医家的著作中，也有不少关于膝关节炎治疗的记载。例如，张仲景在《金匮要略》中提出了使用桂枝芍药知母汤来治疗膝关节炎，该方剂具有温经散寒、祛风除湿的功效。唐代孙思邈在《千金方》中也介绍了使用独活寄生汤来治疗膝关节炎的方法，该方剂可以祛风除湿、补益肝肾。

女性保养

因为特殊的生理构造，中医认为“女子以血为先天”，又因为血的阴阳属性为阴、偏凉，所以女性经常会出现手脚凉、小肚子凉等寒凉的症状。对于女性来说，无论是月经不调还是痛经，主要保养的根本就是养血与防寒。

养血方面，应该避免过度劳累和肝气郁结，让心情能够保持愉悦舒畅，在按摩穴位的同时，也可以适当的练习瑜伽、太极拳等养生运动。防寒保暖方面，日常要避免小腹和脚部受凉，不贪吃太寒凉的食物，可以经常用生姜、艾叶等泡脚。

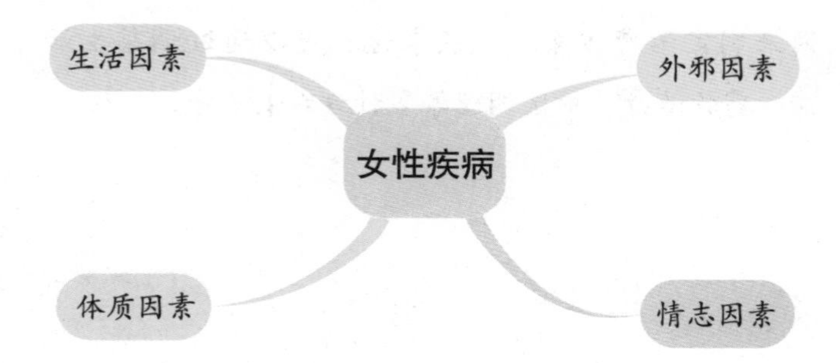

月经不调

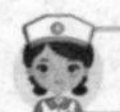

常见病小问答

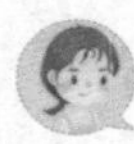

大夫，我最近几个月的月经总是不规律，有时候提前，有时候推迟，量也多少不一。

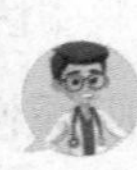

最近情绪也不太好吧！

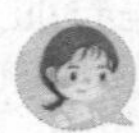

嗯，情绪有时比较低落还容易疲劳。

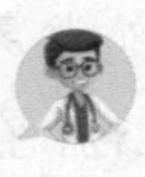

这都是月经不调的症状，可能与思虑过度、生活习惯不规律、情绪波动等因素有关。

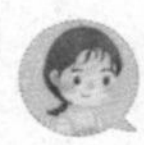

月经不调应该怎么治疗呢？

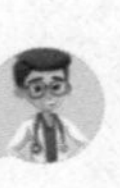

月经不调的治疗方法因人而异，具体需要根据病情和病因来制定治疗方案。一般来说，可以通过调整生活习惯、药物治疗、中医调理等多种方式来治疗。

对症溯源

女性以肝为本，肝藏血，心生血。月经不调和心、肝的关系最密切。造成月经不调的主要因素跟精神因素、心志失衡、思虑恼怒有关。月经调和重在养心，这里说的养心指广义的心神，也就是重在调节情志。

调节情志
- 制怒：控制怒气，怒则伤肝，情志不畅，气血逆乱。
- 避虑：保持身心愉悦，克服多思多虑。
- 防惊：尽量避免惊恐，受惊后要迅速调整，及时回归常态。

基本治疗

治疗月经不调时，通常建议在月经来潮前的 5 ~ 7 天开始针灸治疗，并连续进行 5 ~ 7 次，直到下一次月经来潮前再次进行针灸。

1. 子宫穴

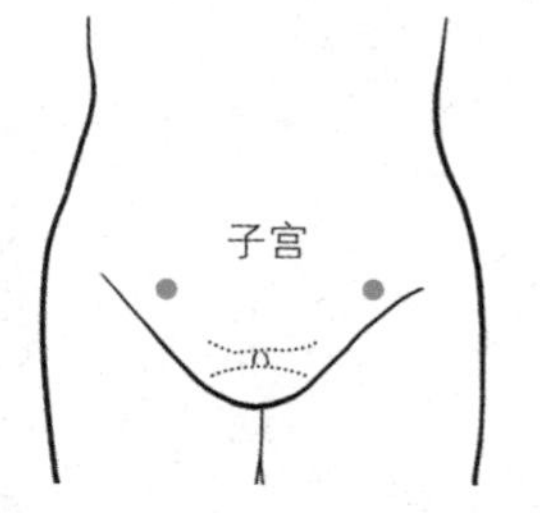

位置：子宫穴在下腹部，脐中下 4 寸，中极穴旁开 3 寸。

主治：

子宫穴
- 妇女不孕，月经不调，痛经。
- 阴挺，阑尾炎，盆腔炎等。

手法：

（1）刺法：直刺 0.8 ~ 1.2 寸，局部有酸胀感，可向外生殖器发散。

（2）灸法：艾炷灸 3 ~ 5 壮；或艾条灸 5 ~ 15 分钟。

（3）特效按摩：用中指指腹垂直轻揉子宫穴，每次 3 ~ 5 分钟，可以治女子不孕、子宫脱垂、痛经、崩漏、月经不调等生殖系统疾病。

注意：针刺不能过深，以免穿过腹肌进入腹膜腔，刺伤内脏。孕妇禁针。

配伍：

子宫配足三里，有培补中气、固摄胞宫的作用，主治子宫脱垂。

子宫配三阴交、隐白，主治功能性子宫出血。

子宫配归来、关元、筑宾、三阴交，主治前列腺炎。

子宫配关元、气海、三阴交，主治子宫脱垂。

2. 地机穴

地机

位置：地机穴在小腿内侧，内踝尖与阴陵泉的连线上，阴陵泉下 3 寸。

主治：

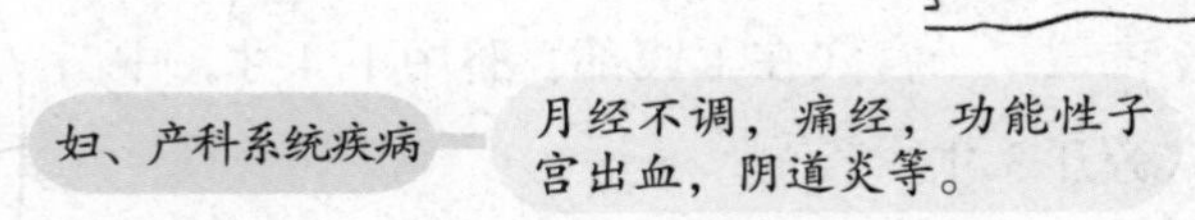

手法：

（1）刺法：直刺 0.5 ~ 0.8 寸，局部有酸胀感，可扩散至小腿部。

（2）灸法：艾炷灸 3 ~ 5 壮；或艾条灸 5 ~ 10 分钟。

（3）特效按摩：双手轻握膝下处，屈曲拇指，指尖由下向上出力揉按地机穴，每次揉按 1 ~ 3 分钟，可缓解腹痛、膝痛等症。

配伍：

地机配血海，有调经的作用，主治月经不调。（《百症赋》：“兼血海，治妇人经事之改常。”）

地机配肾俞、中极、三阴交，有补益气血、活血化瘀的作用，主治痛经。

地机配中极、三阴交，主治痛经。

地机配梁丘、中脘，主治急性腹痛。

地机配肾俞、关元、太溪，主治遗精、腰痛。

3. 血海穴

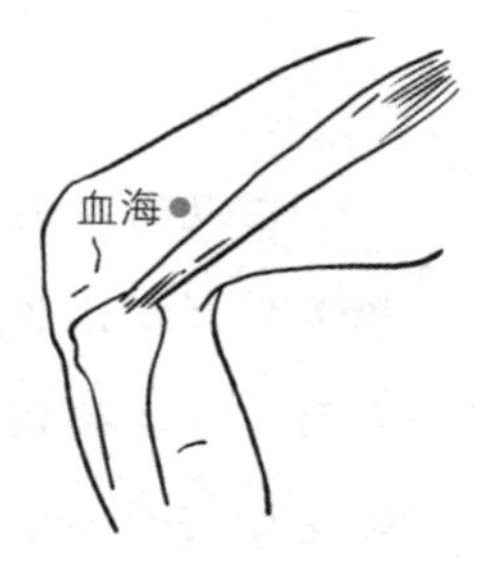

位置：血海穴在大腿内侧，屈膝，髌底内侧端上 2 寸，股四头肌内侧头的隆起处。

主治：

血海穴

- 妇产科系统疾病：月经不调，功能性子宫出血，子宫内膜炎等。
- 皮肤病：湿疹，荨麻疹，皮肤瘙痒症，神经性皮炎等。
- 其他疾病：睾丸炎，贫血，下肢溃疡，膝关节炎等。

手法：

（1）刺法：直刺 0.8 ~ 1.0 寸，局部有酸胀感，可向髌部发散。

（2）灸法：艾炷灸 3 ~ 5 壮；或艾条灸 5 ~ 10 分钟。

（3）特效按摩：每天早晚用拇指指尖按揉血海穴，每次 1 ~ 3 分钟，可使人肌肤细腻、红润有光泽。

配伍：

血海配带脉，有调经统血的作用，主治月经不调。

血海配合谷、曲池、三阴交，有疏风清热、凉血的作用，主治荨麻疹。

血海配曲池、合谷，主治荨麻疹。

血海配犊鼻、阴陵泉、阳陵泉，有舒筋活络、利关节的作用，主治膝关节疼痛。

血海配关元、气海、足三里，主治贫血。

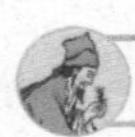

中医小课堂

在现代人们都知道月经就是一个普通的生理现象，但是在科学不那么发达的古代，人们对于月经的看法却是十分复杂的。一方面，月经被认为是女性的生理现象，在《黄帝内经》《太素》等医学著作中，都有提及；但另一方面也有着一系列特殊的禁忌，例如月经期不能进祠堂、不能参加祭祀活动等。

在卫生巾还未发明出来之前，女性主要是用丝绸和麻布做成月事布，后来为了更好地保护衣物不被弄脏，就在月事布中间加入草木灰。据《本草经注》记载，草木灰有杀菌消毒的作用，这种组合形式的月事布，不仅能有效防止经血外漏，还能一定程度上防止细菌感染。

痛经

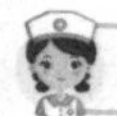

常见病小问答

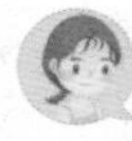

大夫，我每次月经来之前或者月经期间，腹部剧痛，就像是被打了一拳似的。

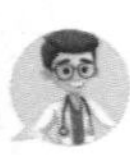

你描述的这种痛感像是痛经的典型症状。

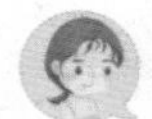

痛得几乎无法忍受，有时候还会伴随着恶心和头晕。

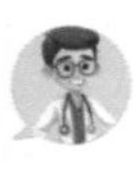

痛经是一种非常常见的妇科疾病，但它的症状因人而异。有些人只有轻微的腹部不适，有些人像你一样会剧烈疼痛。

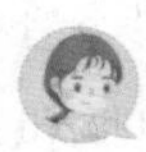

那我能不能就吃点止痛药缓解一下呢？

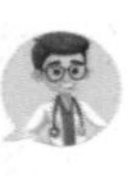

虽然止痛药可以暂时缓解痛经带来的疼痛，但并不能解决根本问题。想要得到改善，在药物和针灸的配合之下，还要注意情绪的自我调节，在食物上也要注意，过辣、过凉的食物在月经来潮期间还是尽量少吃。

对症溯源

痛经的原因大致分为以下几类。

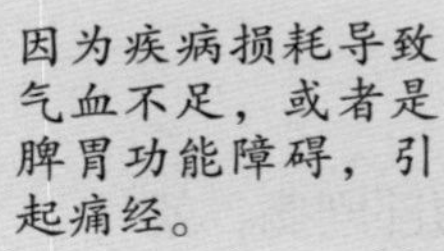

痛经

气血亏虚：因为疾病损耗导致气血不足，或者是脾胃功能障碍，引起痛经。

气滞血瘀：多数由情绪不稳定所导致，情志抑郁，导致气血不畅，引起痛经。

寒湿凝滞：多数由经期受寒所导致，寒邪凝滞于胞宫中，引起痛经。

肝郁湿热：体质偏热，血与热结，导致血行不畅，瘀滞而痛，引起痛经。

肝肾虚损：先天肝肾本虚或者是多产损及肝肾，导致经血不足，引起痛经。

基本治疗

痛经的基本治疗应以调和气血、温经散寒、化瘀止痛为原则。治疗方法可包括中药内服、针灸、艾灸等，同时配合良好的生活习惯和饮食调整，以达到最佳治疗效果。

痛经的穴位配伍

气血不足型：血海穴、脾俞穴、足三里穴、关元穴。

气滞血瘀型：中极穴、水道穴、地机穴。

湿热下注型：阴陵泉穴、三阴交穴、足三里穴、关元穴、太溪穴。

经血不畅型：合谷穴、太冲穴、次髎穴。

1. 归来穴

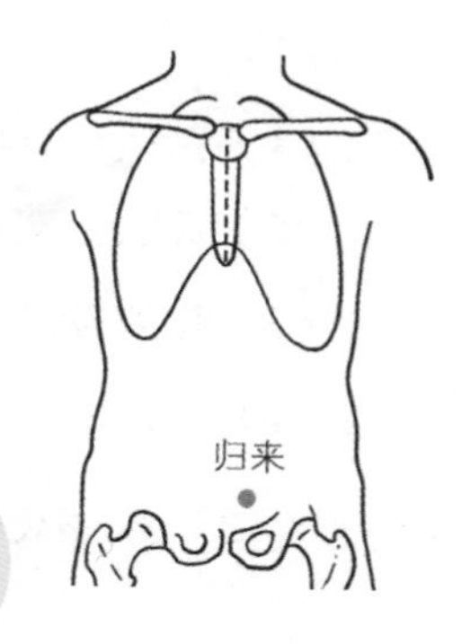

位置：归来穴在下腹部，脐中下 4 寸，距腹前正中线 2 寸。

主治：

归来穴

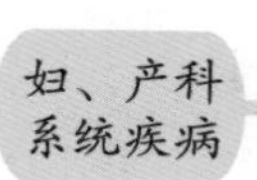

妇、产科系统疾病：月经不调，痛经，盆腔炎，白带，闭经，卵巢炎，子宫内膜炎。

泌尿、生殖系统疾病：睾丸炎，小儿腹股沟疝，阴茎痛，男女生殖器疾病。

手法：

（1）刺法：直刺 0.8 ～ 1.2 寸，局部酸沉。

（2）灸法：艾炷灸 3 ～ 7 壮；或艾条灸 5 ～ 15 分钟。

（3）特效按摩：以中间三指指腹垂直下按，由内而外揉按归来，每日早晚各揉按 1 ～ 3 分钟，可治月经不调、不孕、阳痿等疾病。

注意：孕妇禁针。

配伍：

归来配太冲，有温经理气的作用，主治疝气偏坠。

归来配关元、三阴交，主治月经不调、不孕症。

2. 气海穴

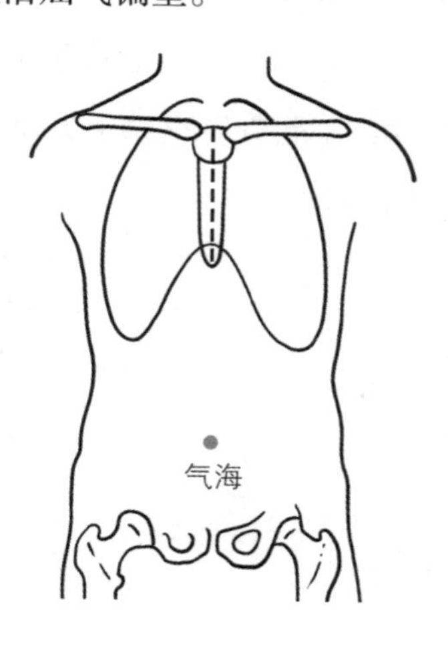

位置：气海穴在下腹部，腹前正中线上，神阙穴下 1.5 寸。

主治：

月经不调，痛经，崩漏，带下；虚脱，厥逆，腹痛，泄泻等。

手法：

（1）刺法：直刺 0.5 ~ 1 寸，局部酸胀。

（2）灸法：艾炷灸 5 ~ 10 壮；或艾条灸 10 ~ 20 分钟。

（3）特效按摩：常用按摩棒按摩气海穴，能防治腰背酸痛、腰膝无力、阳痿等症。

注意：气海穴深部近于肾脏，故不能深刺。

配伍：

气海配血海，有补气养血、行气活血、通经散瘀的作用，主治小腹痞块、五淋、经闭不通。

气海配三阴交，有养阴填精、培元固肾的作用，主治白浊、遗精、下腹痛、经少。

气海配关元、阴陵泉、大敦、行间，有行气通经、清热除湿的作用，主治小便淋漓不尽、少腹胀痛、黄白带下。

气海配中极、带脉、肾俞、三阴交，主治月经不调。

气海配中极、白环俞、肾俞，主治妇女赤白带下。

3. 带脉穴

位置：带脉穴在侧腹部，章门穴下 1.8 寸，第 11 肋骨游离端下方垂线与脐水平线的交点上。

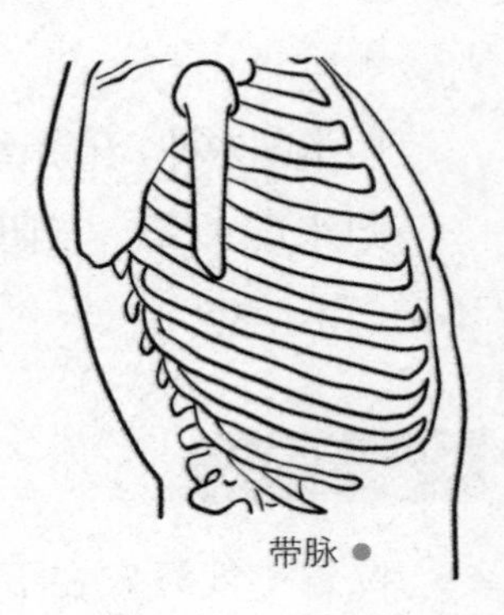

主治：

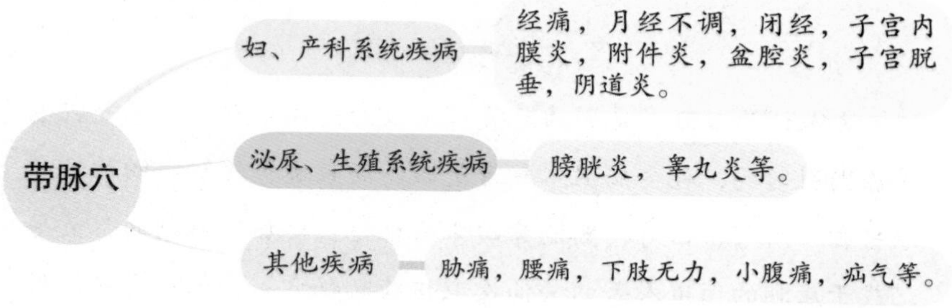

带脉穴

妇、产科系统疾病：经痛，月经不调，闭经，子宫内膜炎，附件炎，盆腔炎，子宫脱垂，阴道炎。

泌尿、生殖系统疾病：膀胱炎，睾丸炎等。

其他疾病：胁痛，腰痛，下肢无力，小腹痛，疝气等。

手法：

（1）刺法：直刺 1 ~ 1.5 寸，局部有胀重感，或环腰放射。

（2）灸法：艾炷灸 3 ~ 5 壮；或艾条灸 5 ~ 15 分钟。

（3）特效按摩：月经不调、白带异常者可在每天早上起床后，手握空拳，敲击带脉穴 100 次。

注意：取穴时，尽量收腹，显露肋弓软骨缘。

配伍：

带脉配白环俞、阴陵泉、三阴交，有健脾胜湿、止带的作用，主治带下病。

带脉配中极、地机、三阴交，有行气活血、祛瘀止痛的作用，主治痛经、闭经。

带脉配中极、关元、气海、地机、三阴交，主治痛经、闭经。

带脉配血海、膈俞，有通经活血的作用，主治月经不调。

带脉配血海、三阴交、膈俞，主治月经不调。

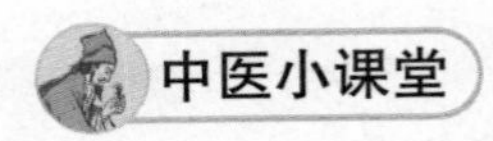

古人认为痛经多是因为肝气郁结或者是体内湿气、寒气较重等原因引起的，也会喝温水或者是四物汤来进行缓解。四物汤是以当归、川芎、白芍、熟地黄四味药材为主要原料熬制的，最早记载于唐朝的蔺道人著的《仙授理伤续断秘方》，但是现在使用较多的版本是取自《太平惠民和剂局方》，属于中医补血、养血的经典药膳。

除了药膳之外，从清代开始就已经有用盐进行盐灸来止疼，或者喝姜茶祛寒暖身的止疼方式了。在之后就有了现代“热水袋”雏形的壶罐，有的是壶形，有的是椭圆形，大多为瓷或铜的材质，虽然不能贴合皮肤，但对于痛经人来说，多少还是能有缓解作用的。

白带异常

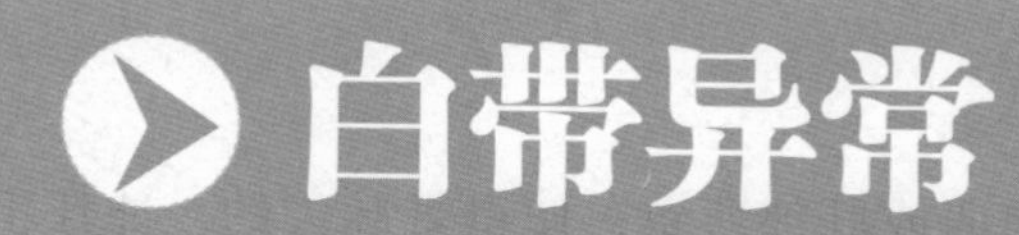

大夫，我最近发现我的白带有点异常，量比平时多，颜色也发黄，还有异味，这是怎么回事啊？

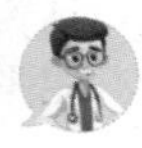

白带异常可能是妇科炎症的表现，比如阴道炎、宫颈炎等。除了量、颜色和异味的变化，还有其他症状吗？比如瘙痒、灼热感等。

对，有时候会有瘙痒的感觉，很不舒服。

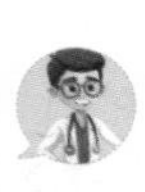

那你这很可能是过度劳累或饮食不节导致的脾气受损，使其运化功能失常，从而引起的白带异常。

那我应该怎么治疗呢？

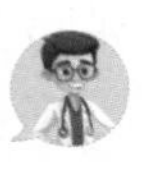

首先需要进行妇科检查，确诊病因和病情，之后可以选用一些中药的汤剂调理，或者通过针灸进行治疗。

对症溯源

白带异常多因肾虚、脾弱或肝郁所致，使得带脉失约，冲任不固，进而导致水湿浊液下注形成带下病。

带下增多，色淡红或赤白相兼，质稠；或感阴道干涩灼热，五心烦热，咽干口燥，腰膝酸软，头昏眼花。舌红，少苔。常见于更年期妇女、老年性阴道炎或卵巢功能早衰者。

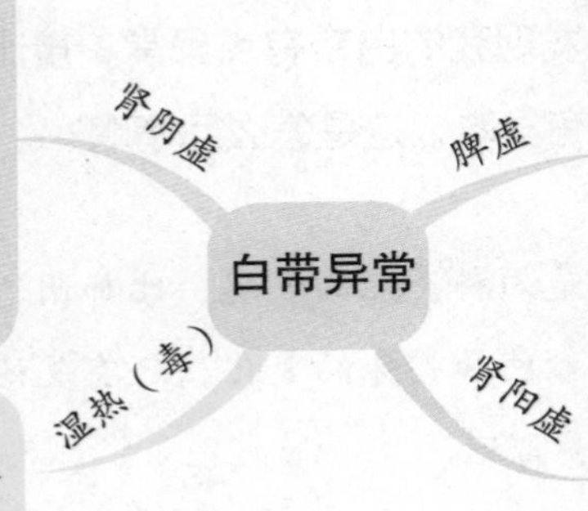

带下量多，色白，质黏稠，无臭气。面色较黄，颜面及足部浮肿，神疲纳呆，四肢不温或便溏。舌质淡，苔白或腻，脉细弱。

带下量多，色白清稀或清冷如水，绵绵而下，甚则滑脱不禁。腰脊酸楚，形寒畏冷，或感腹痛，腰溶溶若坐水中。小便清长，夜尿多，大便溏薄。舌质淡黯，苔白，脉沉弱。

带下量多，色深，或黄白相兼，或黄绿有泡沫，或色白如豆渣或凝乳状，或如脓似血。

基本治疗

白带异常在现代医学中通常与阴道炎、宫颈炎、盆腔炎等疾病相关。针灸作为一种治疗手段，对带下病具有一定疗效，特别适用于赤带量多的情况。此外，保持外阴部清洁，注意个人卫生是预防和治疗白带异常的重要措施。

1. 会阳穴

位置：会阳穴在骶部，尾骨端旁开 0.5 寸。

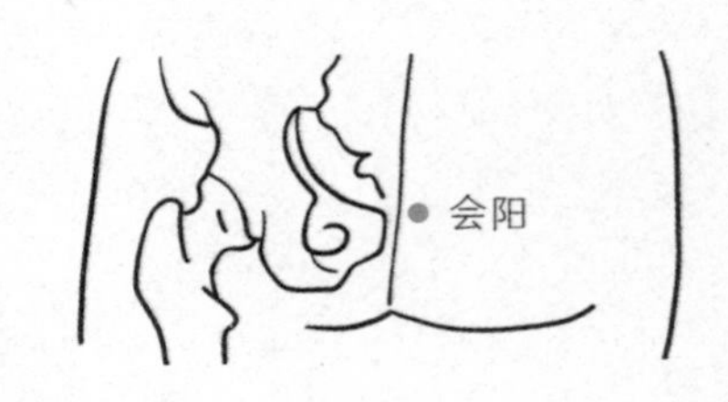

主治：

会阳穴

- 泌尿、生殖系统疾病：前列腺炎，阳痿，带下。
- 皮肤科系统疾病：外阴湿疹，阴部瘙痒，阴部神经性皮炎。
- 其他疾病：经期腰痛，肠炎，肠出血，痔疮，坐骨神经痛等。

手法：

（1）刺法：直刺 0.8 ~ 1.2 寸，局部有酸胀感，可扩散到会阴部。

（2）灸法：艾炷灸 3 ~ 7 壮；或艾条灸 5 ~ 15 分钟。

（3）特效按摩：双手向后，手掌心朝向背部，用中指指腹揉按会阳穴，有酸痛感为佳，每次左右各揉按 1 ~ 3 分钟，可治腹泻、痢疾、痔疮、便血等症。

配伍：

会阳配曲池、血海，有祛风除湿、活血止痒的作用，主治阴部皮炎、瘙痒。

会阳配百会、长强，有升阳固脱的作用，主治脱肛、痔疮。

会阳配合谷、承山，主治痔疾。

会阳配百会、气海，主治直肠脱垂。

2. 白环俞穴

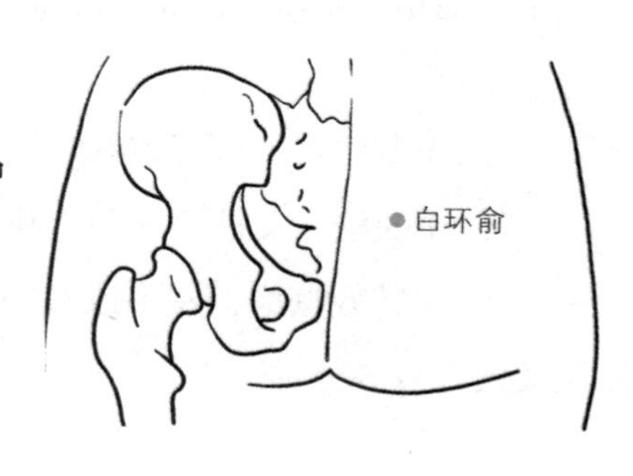

位置：白环俞穴在骶部，骶正中嵴旁 1.5 寸，平第四骶后孔。

主治：

腰腿痛、白带、遗精、月经不调。

手法：

（1）刺法：一般直刺 0.5 ～ 1.0 寸。

（2）灸法：艾炷灸 3 ～ 7 壮；或艾条灸 5 ～ 15 分钟。

（3）特效按摩：遗精、月经不调可每日按揉白环俞穴 100 次。

注意：白环俞针前排空小便，针刺宜缓慢，以免刺伤膀胱。

配伍：

白环俞配肾俞、三阴交，有补肾活血、调经的作用，主治白带、月经不调、遗精。

白环俞配承山、二白，有清热消肿、止血的作用，主治痔疮。

白环俞配肾俞、关元、三阴交、中极，主治遗精、阳痿。

白环俞配次髎、上髎，主治痛经。

白环俞配肾俞、环跳、委中、足三里，主治腰痛。

3. 腰阳关穴

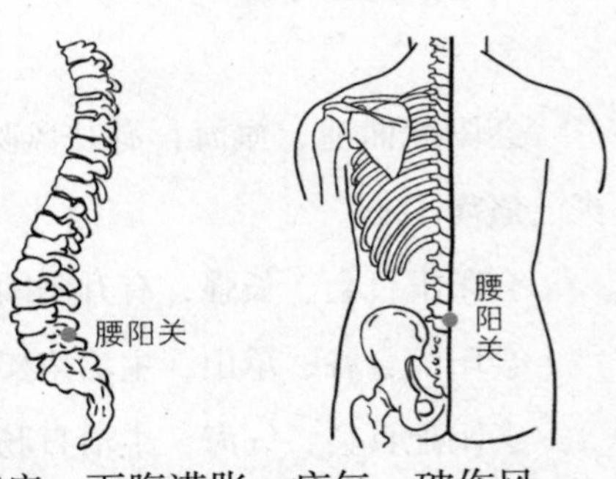

位置：腰阳关穴在腰部，后正中线上，第 4 腰椎棘下凹陷处。

主治：

腰骶疼痛，下肢痿痹，麻木不仁，膝肿不可屈伸等；月经不调，带下；遗精，阳痿，淋浊；便血，痢疾，下腹满胀；疝气；破伤风。

手法：

（1）刺法：一般直刺 0.5 ～ 1.0 寸。

（2）灸法：艾炷灸 3 ～ 7 壮；或艾条灸 5 ～ 15 分钟。

（3）特效按摩：左手或右手握拳，以食指掌指关节突起部揉按腰阳关穴 3 ～ 5 分钟。

注意：刺椎间腧穴有麻电感时应立即拔针或停止深刺。

配伍：

腰阳关配关元、次髎、三阴交，主治阳痿、遗精、月经病、带下。

腰阳关配肾俞、环跳、足三里、委中，有行气止痛、温经散寒的作用，主治坐骨神经痛、下肢痿软无力。

腰阳关穴配肾俞、环跳、委中、足三里，主治坐骨神经痛。

腰阳关配肾俞、环跳、次髎、委中，主治腰腿痛、下肢痿痹。

中医小课堂

中医将女性阴道内流出的黏稠液体称为“带下”，而白带异常则被称为“带下病”。这种疾病的病因病理主要为脾虚不运和肾阳不足两个方面。脾虚不运多因身体虚弱、过度劳累或饮食不节等导致脾气受损，使其运化功能失常，从而引起带下色白质薄，外观与生理性白带相似，但量多、黏而无臭味。肾阳不足则因肾阳虚弱，导致白带量多、质稀薄，终日淋漓不断，并伴有腰酸如折、小腹冷感等不适。

男性生殖

男性生殖系统疾病在中医理论中主要被归类为肝肾病的范畴。中医认为，精子的生成、贮藏、排泄以及性功能的维持，是一个涉及肾、肝、心等多个脏腑协同参与的复杂生理活动。其中，肾脏在男性生殖系统中占据核心地位，被誉为“先天之本，精气之源”。肾脏的主要功能是藏精，主管人体的生长发育与生殖，对男性的性功能及生育能力具有决定性影响。肝脏主要负责疏泄功能，对气血的调节和情绪的稳定至关重要。二者通过经脉相互连接，构成表里关系，相互依存、相互制约，共同维护男性生殖系统的正常功能。

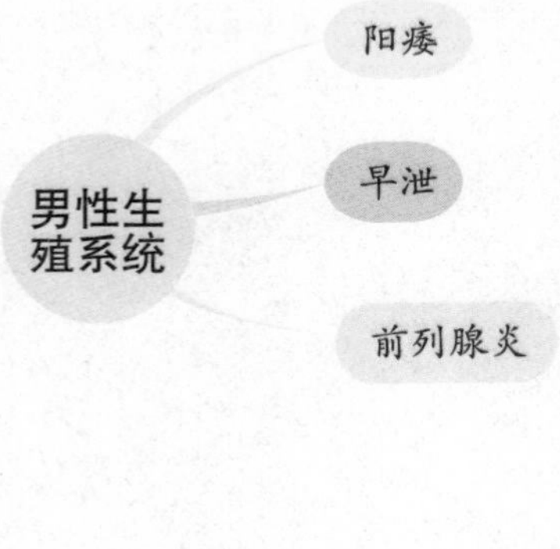

男性生殖系统

阳痿

早泄

前列腺炎

阳痿

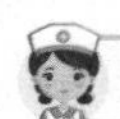

常见病小问答

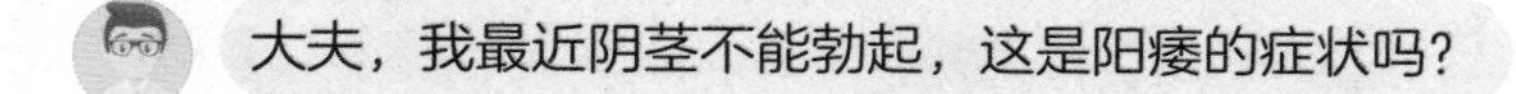

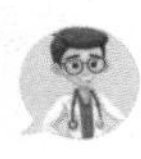

是的，阴茎不能勃起确实是阳痿的一个主要症状。此外，阳痿还可能表现为阴茎勃起但不坚硬，或者不能维持足够的勃起时间，从而影响性交或使其无法完成。

那阳痿通常是由什么原因引起的呢？

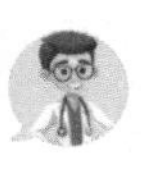

阳痿的原因有很多，可能涉及心理因素、生理疾病以及不健康的生活方式等多个方面。

那我应该怎么治疗阳痿呢？

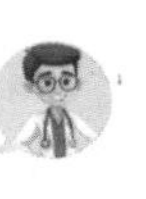

在中医理论中，阳痿的治疗通常涉及调整肝肾功能、调和气血和改善局部血液循环等方面。改善生活方式也非常关键，保持规律的作息时间、均衡的饮食、适度的运动以及戒烟限酒等。

对症溯源

阳痿的成因包括房事过度、频繁手淫导致的命门火衰，或因情绪抑郁伤肝、过度思虑伤心脾或惊恐伤肾，肝经湿热、阴湿伤阳等因素造成。长时间患病可能伴随头晕目眩、精神萎靡、腰膝酸软等症状。

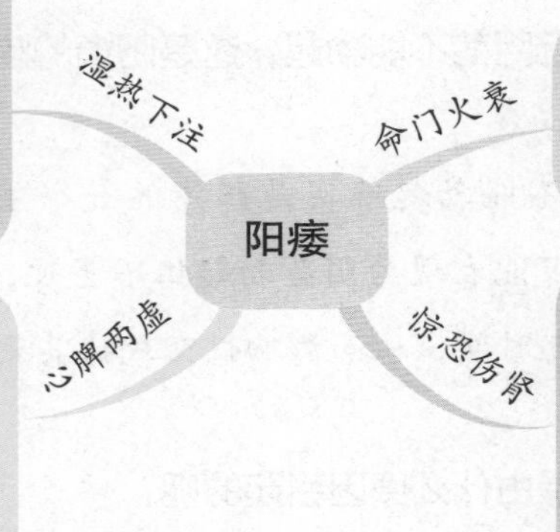

基本治疗

针灸和推拿也是治疗阳痿的常用方法，以任脉、督脉上的穴位为主。通过刺激穴位，可以调整脏腑功能，促进气血流通，从而增强性功能。

1. 曲骨穴

位置：曲骨穴在下腹部，腹前正中线上，耻骨联合上缘的中点处。

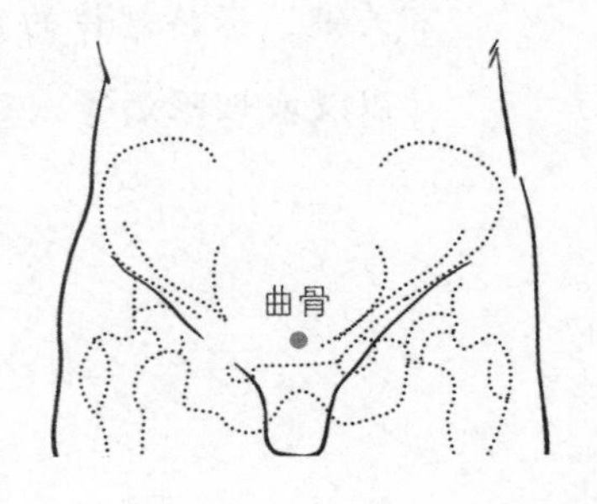

主治：

膀胱炎，尿失禁，尿潴留，睾丸炎，前列腺炎，阴囊湿疹；子宫内膜炎，宫颈糜烂，产后宫缩不全，子宫脱垂等。

手法：

（1）刺法：直刺 0.5 ~ 1.5 寸。

（2）灸法：艾炷灸 3 ~ 5 壮；或艾条灸 5 ~ 10 分钟。

（3）特效按摩：中指指腹揉按曲骨穴 3 ~ 5 分钟，可治疗和调理小便不利、月经不调等疾病。

注意：应注意针刺深度及方向。排尿后针刺。孕妇慎用。

配伍：

曲骨穴配归来、三阴交，主治遗尿。

曲骨穴配三阴交、膀胱俞，主治膀胱炎。

曲骨穴配血海、风市，主治外阴湿痒。

曲骨配关元、归来，主治阳痿、遗精。

曲骨配中极、三阴交、百会、印堂，主治遗尿。

2. 次髎穴

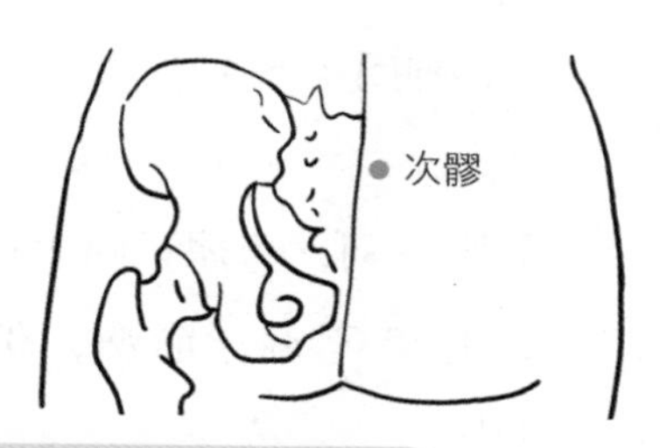

位置：次髎穴在骶部，髂后上棘内下方，正对第二骶后孔处。

主治：

次髎穴：月经不调，痛经，带下，阳痿，遗精。小便不利，腰痛，下肢痿痹，疝气。

手法：

（1）刺法：直刺 1 ~ 1.5 寸，骶部有酸胀感。

（2）灸法：艾炷灸 3 ~ 7 壮；或艾条灸 5 ~ 15 分钟。

注意：次髎穴针刺不能过深，以防穿过骶后孔，刺伤膀胱及肠管。

配伍：

次髎配关元、三阴交，有调理下焦、活血调经的作用，主治月经不调、带下。

次髎配商丘、涌泉、有健脾补肾、暖胞宫的作用，主治痛经不孕。

次髎配肾俞、中极、三阴交，主治痛经。

次髎配肾俞、环跳、足三里、阳陵泉、悬钟，主治腰痛、下肢痿痹。

次髎配肾俞、气海、百会、足三里，主治直肠脱垂。

3. 中极穴

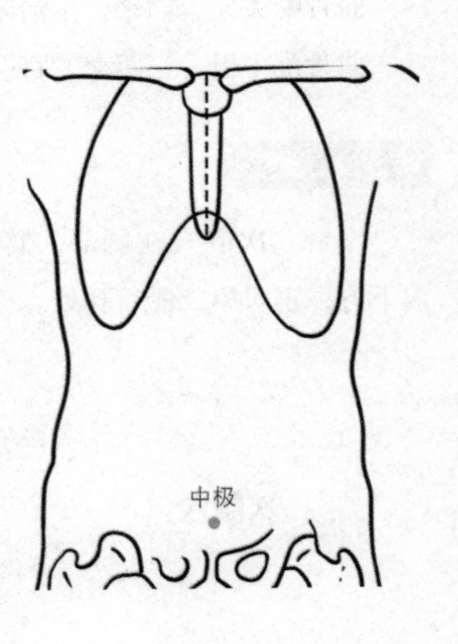

位置：中极穴在下腹部，腹前正中线上，神阙穴下4寸。

主治：

小便不利，遗尿；疝气；遗精，阳痿；月经不调，崩漏，带下，阴挺，不孕。

手法：

（1）刺法：直刺0.5～1寸，局部有酸胀感，可放散至外生殖器和外阴部。

（2）灸法：艾炷灸5～7壮；或艾条灸10～15分钟。

（3）特效按摩：中指指腹揉按中极穴，每次1～3分钟，对男、女性生殖系统有保健作用。

注意：针前应排空小便。孕妇慎用。

配伍：

中极穴配三阴交、委阳，主治癃闭。

中极穴配横骨、阴陵泉，主治遗精、阳痿、早泄。

中极配中封、脾俞、小肠俞、章门、气海、关元，有调养肝脾、调理冲任的作用，主治白带、白浊、梦遗、滑精。

中极配肾俞、三阴交、关元，主治遗尿、尿闭、遗精、阳痿、月经不调。

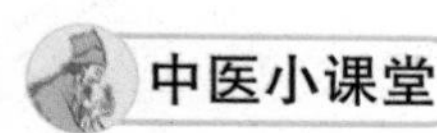

阳痿在古代中医文献中多被称为“阴痿”“阴器不用”“筋痿”等。如《黄帝内经》中就有“气大衰而不起不用”“热则筋弛纵不收，阴痿不用”等描述，指出了阳痿的病因与气虚、肾虚、肝热等有关。

据传元朝第四代皇帝元仁宗曾经患有阳痿，后服用羊肉韭菜粥而得治愈。这一治疗方法在后来的《饮膳正要》中得到了记载。

早泄

常见病小问答

大夫，我最近在性生活方面遇到了问题，总是射得很快，有时候还没进入阴道就射了。

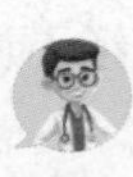

你的症状与早泄相符，早泄是一种常见的性功能障碍，还可能伴随其他症状，如性欲减退、勃起不坚等。

我最近心情不好，压力比较大，这会导致早泄吗？

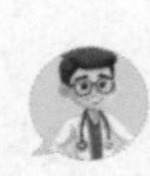

有关系的，比如紧张、焦虑、抑郁等情绪问题或者缺乏运动、不健康的饮食、过度劳累等，都会对性功能产生负面影响。

如何治疗早泄呢？

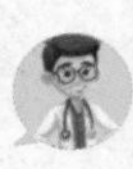

中医的治疗方法包括调整肝肾功能、调和气血、改善局部血液循环等。针灸和推拿也是常用的治疗方法，可以通过刺激穴位和经络来调和气血、舒缓压力。

对症溯源

早泄

心肾两虚：心悸，胸闷，腰膝酸软，小便频数而色清，面色发白。

肝经湿热：早泄，阴茎易举，阴囊潮湿，瘙痒坠胀，口苦咽干，胸胁胀痛，小便赤涩，舌红，苔黄腻，脉弦滑。

心脾两虚：早泄，神疲乏力，形体消瘦，面色少华，心悸怔忡，夜寐欠佳，食少便溏，舌淡，脉细。

肾虚肝郁：精神抑郁，腰酸腿软，一交即泄，头晕目眩，口苦咽干，舌红，苔薄，脉弦。

惊恐伤肾：胆怯心悸，性欲淡漠，恐惧不安，一交即泄，舌淡红，苔薄白，脉稍数。

阴虚阳亢：虚烦不眠，阳事易举，性欲亢进，早泄滑精，头晕目眩，腰膝酸软，骨蒸潮热，口燥咽干，五心烦热，失眠，盗汗，颧红，便秘尿短，舌红少津，少苔，脉细数。

阴阳两虚：早泄，眩晕耳鸣，神疲，畏寒肢冷，五心烦热，心悸腰酸，舌淡少津，脉弱数或沉。

肾气不固：性欲减退，早泄滑精，腰膝酸软，小便清长，夜尿多，余沥不尽，甚或遗尿，小便失禁，或大便失禁，耳鸣，面色晄白，舌淡，苔白，脉沉弱。

基本治疗

中医治疗早泄旨在调和肝肾、固涩精气，从而缓解早泄症状。

1. 关元穴

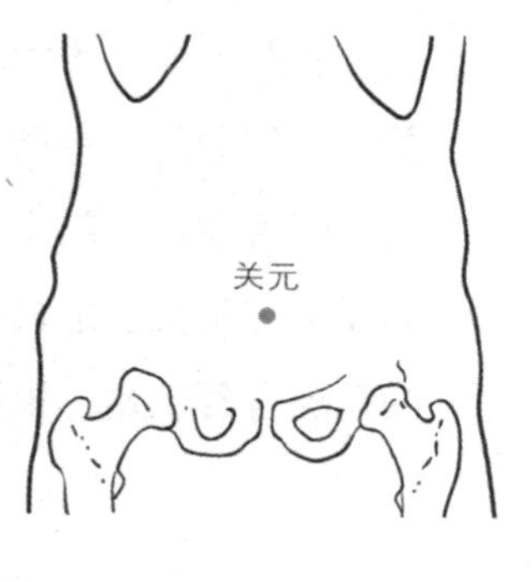

位置：关元穴在下腹部，腹前正中线上，神阙穴下 3 寸。

主治：

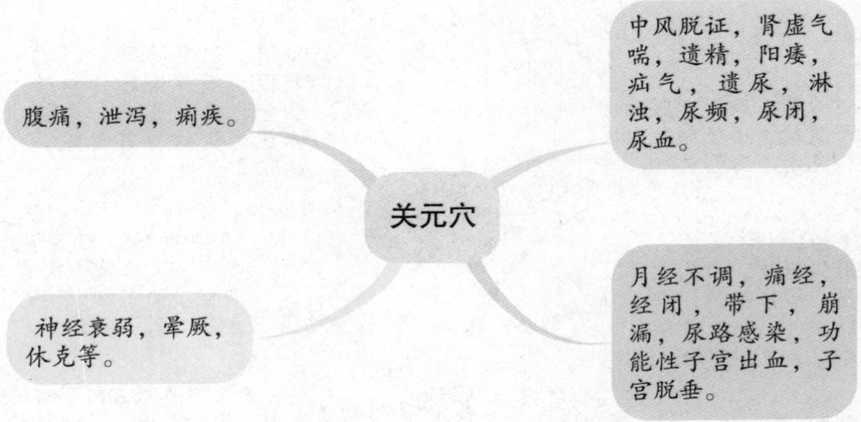

关元穴

腹痛，泄泻，痢疾。

中风脱证，肾虚气喘，遗精，阳痿，疝气，遗尿，淋浊，尿频，尿闭，尿血。

神经衰弱，晕厥，休克等。

月经不调，痛经，经闭，带下，崩漏，尿路感染，功能性子宫出血，子宫脱垂。

手法：

（1）刺法：直刺 0.5 ~ 1 寸，局部有酸胀感，可放射至外生殖器和会阴部。

（2）灸法：艾炷灸 7 ~ 10 壮；或艾条灸 15 ~ 30 分钟。

（3）特效按摩：常摩揉关元穴，可益肾壮阳。先将手掌温热，敷在穴位上，再指压关元穴，可增加刺激时的舒适感。

注意：对癃闭患者，应在排尿后针刺，以防损伤膀胱，针前排空小便。孕妇慎用。

配伍：

关元穴配中极，主治小便频数。

关元穴配命门、肾俞、太溪、百会，主治阳痿。

关元配肾俞、三阴交，主治阳痿、遗精、早泄。

关元配三阴交、地机，主治痛经。

关元配合谷、足三里、气海，主治中风脱证。

2. 中封穴

位置：中封穴在足背侧，足内踝前，商丘穴与解溪穴连线之间，胫骨前肌腱的内侧凹陷处。

主治：

中封穴
- 泌尿生殖系统疾病：遗精尿闭，阴茎痛，尿路感染，疝气腹痛。
- 消化系统疾病：腹部膨胀，纳差，黄疸性肝炎。
- 其他疾病：腰足冷痛，踝关节扭伤。

手法：

（1）刺法：一般直刺 0.3 ~ 0.5 寸。

（2）灸法：艾条灸 5 ~ 10 分钟。

（3）特效按摩：用拇指指端用力按中封穴，每次 3 分钟，以有酸胀感为宜，可调理男性肾虚。

配伍：

中封配太溪、解溪、昆仑、足临泣，主治踝关节肿痛。

中封配气海、中极，有利水通淋的作用，主治小便不利。

中封配气海、中极、三阴交，主治小便不利。

中封配大赫、志室，有固摄精关的作用，主治遗精。

中封配肾俞、命门、志室、三阴交，主治遗精。

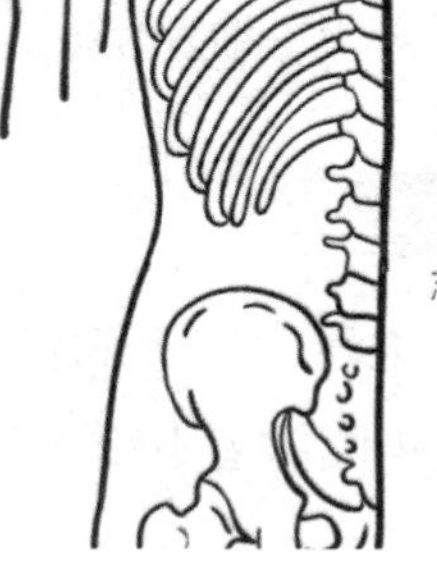

3. 志室穴

位置：志室穴在腰部，第 2 腰椎

棘下，旁开3寸。

主治：

志室穴
- 泌尿生殖系统疾病：遗精，阳痿，前列腺炎，肾炎，膀胱炎。
- 消化系统疾病：下肢瘫痪，腰肌劳损，第三腰椎横突综合征。
- 其他疾病：阴囊湿疹，肾绞痛，消化不良。

手法：

（1）刺法：直刺0.5～0.8寸，局部有酸胀感，有时可向臀部放散。

（2）灸法：艾炷灸5～10壮；或艾条灸10～20分钟。

（3）特效按摩：用力按揉志室穴，可补肾强腰。

注意：志室穴不能深刺，以免刺伤肾脏。

配伍：

志室配肾俞、关元，有补肾益精、壮阳固涩的作用，主治阳痿、遗精。

志室配命门、委中，有强壮腰膝、活血祛瘀的作用，主治腰膝疼痛。

志室配肾俞、心俞、三阴交，主治失眠。

志室配肾俞、命门，主治腰痛。

志室配关元、肾俞、中极、足三里、三阴交，主治遗精、阳痿。

4.大巨穴

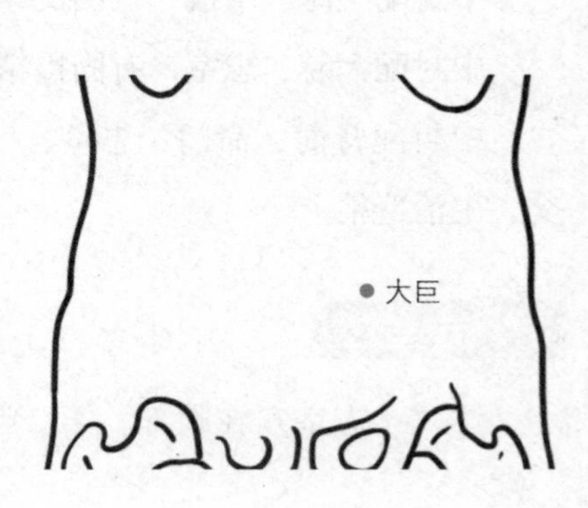

位置：大巨穴在下腹部，神阙穴下2寸，距腹前正中线2寸。

主治：

大巨穴

消化系统疾病：阑尾炎，肠炎，肠梗阻，便秘，腹痛。

泌尿生殖系统疾病：尿潴留，膀胱炎，尿道炎，睾丸炎，遗精，阳痿，疝气。

其他疾病：失眠。

手法：

（1）刺法：直刺 0.8 ~ 1.2 寸。

（2）灸法：艾炷灸 5 ~ 7 壮，温灸 10 ~ 15 分钟。

（3）特效按摩：仰卧，用中间三个手指按揉大巨穴 1 ~ 3 分钟，可治疗遗精、早泄、小便不利等男科疾病，可调理男性性功能障碍等疾病。

配伍：

大巨配天枢、足三里，主治肠梗阻。

大巨配中极、膀胱俞，主治膀胱炎、尿潴留。

大巨配天枢、三阴交，主治腹痛。

大巨配关元、急脉，主治遗精、早泄。

5. 膀胱俞穴

位置：膀胱俞穴在骶部，骶正中嵴旁 1.5 寸，平第二骶后孔。

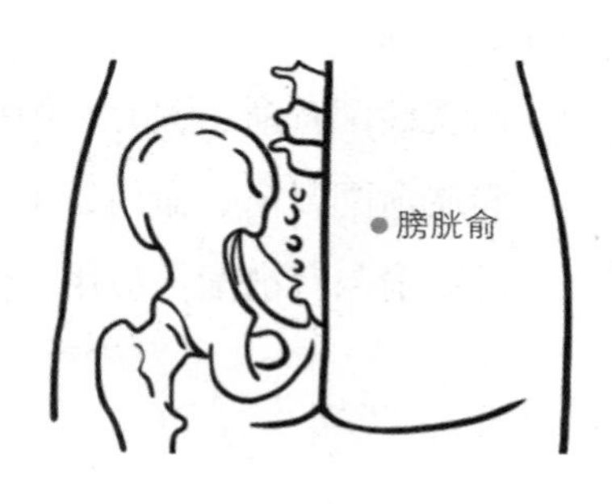

主治：

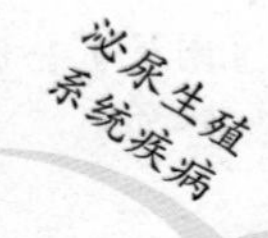

手法：

（1）刺法：一般直刺 0.5 ~ 1.0 寸。

（2）灸法：艾炷灸 5 ~ 7 壮；或艾条灸 10 ~ 15 分钟。

（3）特效按摩：在膀胱俞穴附近刮痧，每次 3 分钟，每周 1 次，可治小便不利、遗尿等膀胱功能失调病症。

注意：膀胱俞穴深部近于膀胱，针前排空小便，针刺宜缓慢，以免刺伤膀胱。

配伍：

膀胱俞配筋缩、犊鼻，有通经活络、健腰膝的作用，主治腰脊强痛、下肢无力。

膀胱俞配阴廉、血海，有祛风清热、活血止痒的作用，主治阴部瘙痒、淋浊。

膀胱俞配肾俞、关元、中极，主治阳痿、遗精。

膀胱俞配肾俞、命门，主治腰痛。

膀胱俞与肾俞配伍应用，为治疗膀胱和肾脏疾病的重要腧穴。

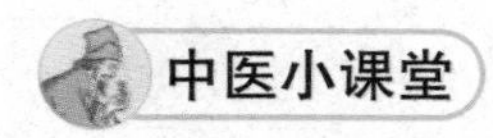

中医小课堂

在《马王堆汉墓医书》的性医学文献中，早泄被描述为“不起”“老不起”等症状。

《素女经》中提到，当性欲亢进、精液欲泄时，可以通过转移注意力、抑制呼吸和啄齿等方法来缓解早泄症状。此外，一些古代医家也提出了通过调整饮食、锻炼身体、避免过度劳累等方法来改善早泄症状。

前列腺炎

常见病小问答

大夫，我最近总是感觉尿频、尿急，而且排尿的时候还有些疼痛。

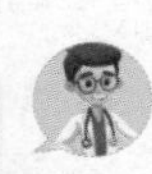

这听起来像是前列腺炎的症状。前列腺炎是男性常见的一种泌尿系统疾病，通常会引起尿频、尿急、尿痛等症状。

前列腺炎？我怎么会得这种病呢？

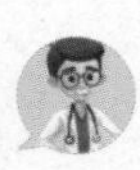

前列腺炎的发病原因很多，可能是由于细菌感染、生活习惯不良、长时间坐着等因素引起的。需要做进一步检查才能确定具体原因。

这病能治好吗？我现在很难受。

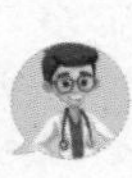

前列腺炎是可以治疗的，但需要根据病情制定个体化的治疗方案。一般来说，治疗前列腺炎需要采用药物治疗和生活方式调整相结合的方式。比如，避免吃辛辣、刺激性食物，避免长时间坐着，保持规律作息等。

对症溯源

慢性前列腺炎是男性常见的慢性感染病，多因急性前列腺炎、尿道炎未愈或过度饮酒、房事过度等因素引发。它属于中医的淋病、遗精等范畴，症状有排尿延迟、尿后滴白、遗精、早泄等。

前列腺炎

- **肾阳不足**：小便淋涩挟精，畏寒，腰膝酸冷，阳痿，早泄，舌质淡胖，脉沉弱。
- **湿热下注**：病程较短，尿道灼热，小便黄赤，或混浊有沉淀，尿末滴白量多，大便干结，努责时尿道口滴白增多，少腹、会阴或睾丸胀痛，四肢困倦，口苦咽干，舌苔黄腻，脉弦数或滑数。
- **湿热内蕴**：小便次数增多，余滴不尽，或小便浑浊，排尿延迟，或见尿道有涩热感，口渴等，或伴有遗精、早泄、阳痿等症状，舌红，苔黄腻，脉滑数。
- **肾气亏虚**：病程较长，有手淫史，或房劳过度尿末滴白，尿道口时流黏液。小便余沥不尽，腰酸膝软，有梦遗、性机能减退，或男子不育，肉眼血精，面色黧黑，五心烦热，午后低热颧红，大便干结，小便黄少，舌红苔少，脉细带数。也可见到小便清长，形寒肢冷，动则易汗，舌淡有齿痕，脉沉细无力者。
- **脾虚湿盛**：小便流浊，面色不华，肢体困倦，不思饮食，舌淡苔白，脉虚。
- **肝肾阴虚**：尿道口常有白浊、会阴坠胀，腰膝酸软，潮热盗汗，舌红少苔，脉细数。
- **脾肾亏虚**：小便次数增多，余滴不尽，或小便浑浊，小腹坠胀，尿意不畅，面色无华，神疲乏力，劳倦或进食油腻则发作或加重，或伴有遗精、早泄、阳痿等症状，舌淡，苔薄白，脉沉细缓无力。
- **瘀血阻滞**：病程较长，尿终末时少许滴白，小便滴沥涩痛，或肉眼见血精，会阴刺痛明显，痛引睾丸或阴茎、少腹、腰部。眼眶黧黑，舌紫暗或有瘀斑，脉涩。肛检前列腺较硬，或有结节。前列腺液中夹有红细胞。

基本治疗

前列腺炎是男性常见的泌尿系统疾病，中医认为其主要与湿热、气滞血瘀等因素有关。中医治疗前列腺炎常采用清热利湿、活血化瘀的方法。

1. 秩边穴

位置：秩边穴在臀部，平第 4 骶后孔，骶正中嵴旁开 3 寸。

主治：

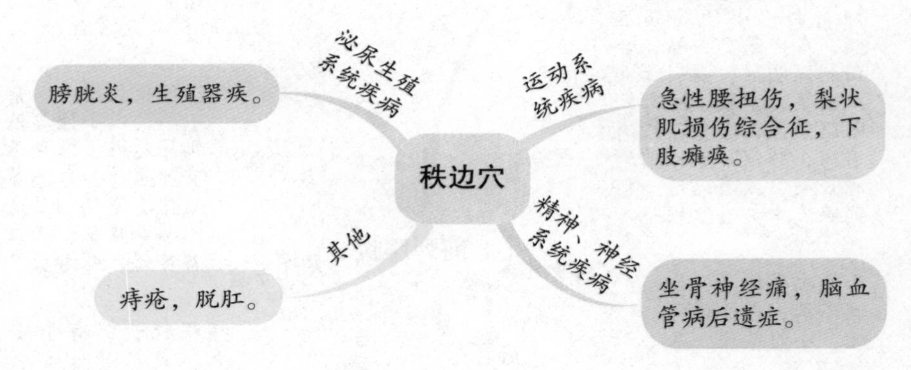

手法：

（1）刺法：直刺 1.5 ~ 2 寸，局部有酸胀感，有触电感向下肢放散。

（2）灸法：艾炷灸 3 ~ 7 壮；或艾条灸 5 ~ 15 分钟。

（3）特效按摩：点按秩边穴，多防治腰腿疼痛。

注意：秩边穴深部正当臀下动、静脉处，故针刺时应避开。

配伍：

秩边配阳陵泉、委中，有行气活血、舒筋通络的作用，主治下肢痿痹。

秩边配支沟、承山，有疏调三焦肠腑的作用，主治大小便不利。

秩边配曲泉、阴廉，有疏肝胆、清湿热、理下焦的作用，主治阴痛、睾丸炎。

秩边配肾俞、关元、足三里，主治阳痿。

2. 会阴穴

位置：会阴穴在会阴部，男性当阴囊根部与肛门连线的中点，女性当大阴唇后联合与肛门连线的中点。

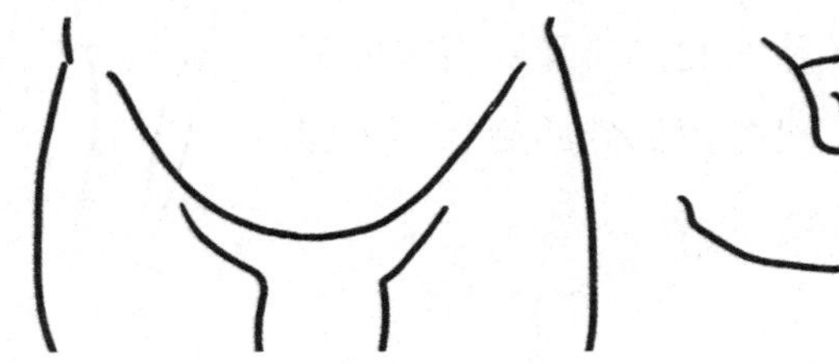

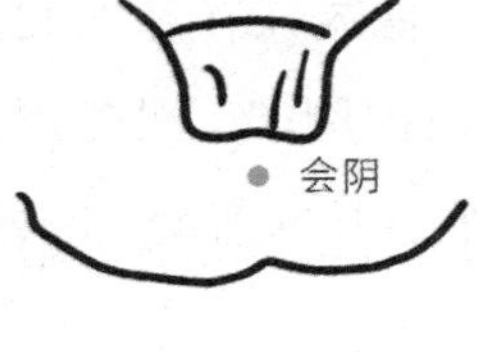

主治：

会阴穴

溺水窒息、昏迷。

前列腺炎、子宫脱垂、阴道炎、阴部湿疹及尿道炎、尿闭、痔疾。

疝气等。

手法：

（1）刺法：直刺 0.5 ~ 1 寸，局部有胀痛感，可扩散至前、后阴。

（2）灸法：艾炷灸 3 壮；或艾条灸 5 ~ 10 分钟。

（3）特效按摩：用中指指腹揉按会阴穴 1 ~ 3 分钟，有酸胀感为宜。可调理男性生殖器官疾病。

注意：孕妇慎用。

配伍：

会阴穴配承山、委中，主治痔疾。

会阴配鱼际，有养阴泻热的作用，主治阴汗如水流。

会阴配太渊、消泺、照海，主治痹证。

会阴配气海、归来，主治阴挺。

会阴配肾俞，主治遗精。

3. 曲泉穴

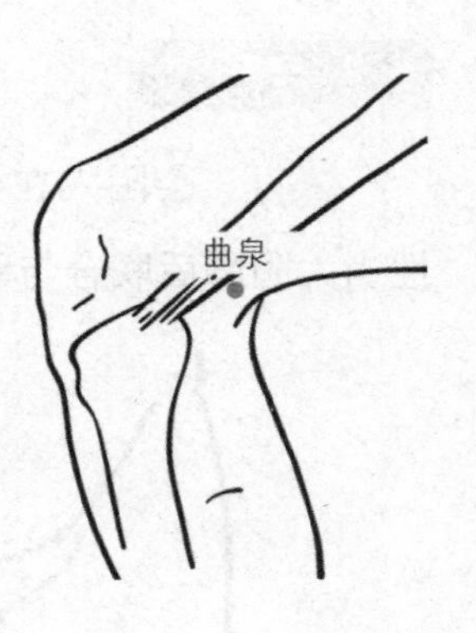

位置：曲泉穴在膝内侧，屈膝，当膝关节内侧面横纹内侧端，股骨内侧髁的后缘，半腱肌、半膜肌止端的前缘凹陷处。

主治：

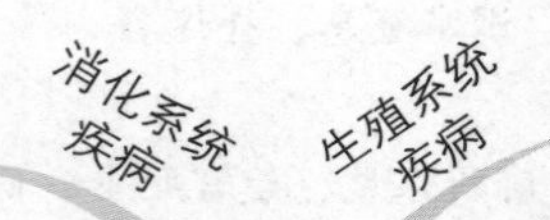

曲泉穴

消化系统疾病：泄泻痢疾，腹胀纳差。

生殖系统疾病：子宫脱垂，阴道炎，前列腺炎，遗精阳痿，子宫收缩不全，月经不调，痛经。

泌尿系统疾病：癃闭，尿潴留，肾炎。

神经系统疾病：精神疾病，目眩目痛。

其他疾病：膝关节及周围软组织疾患，衄血。

手法：

（1）刺法：直刺 0.5 ~ 0.8 寸。

（2）灸法：艾条灸 5 ~ 10 分钟。

（3）特效按摩：常用手指敲击左腿曲泉穴，能疏肝解郁，有效防治乳腺增生。

配伍：

曲泉配中极、阴陵泉，有清利湿热的作用，主治小便不利。

曲泉配中极、阴陵泉、三阴交，主治小便不利。

曲泉配百会、气海，有温阳益气的作用，主治阴挺。

曲泉配中极、太冲、三阴交，主治阴痒。

4. 气冲穴

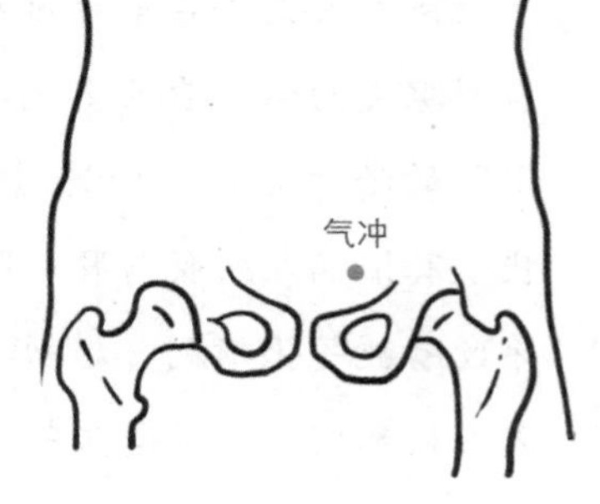

位置：气冲穴在腹股沟稍上方，神阙穴下 5 寸，距腹前正中线 2 寸。

主治：

气冲穴

- 泌尿、生殖系统疾病：泌尿系感染，前列腺炎，睾丸炎，疝气。
- 妇、产科系统疾病：痛经，月经不调，功能性子宫出血，不孕症。

手法：

（1）刺法：直刺 0.8 ~ 1.2 寸。

（2）灸法：艾条灸 5 ~ 10 分钟。

注意：气冲穴所处位置，男子约当精索，女子约为子宫圆韧带处，且靠近动脉，故宜慎刺少灸。针刺不宜过深。

配伍：

气冲配曲泉、太冲，有温经理气的作用，治疝气。

气冲配三阴交、关元，治妇科病症。

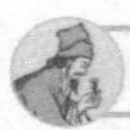

中医小课堂

在古代前列腺炎的症状被描述为“淋证”“癃闭”等病名。清代医家叶天士在治疗前列腺炎方面就有着丰富的经验。他认为前列腺炎的治疗应注重调理气血、清热利湿，并提出了“通因通用”的治疗方法，即通过通利小便的方法来缓解前列腺炎的症状。淋证病在膀胱与肾、肝脾都有关系，主要是湿热蕴结下焦，导致膀胱气化不利。起初病症可能不太明显，但如果病情迁延日久，热郁伤阴，湿遏阳气，或是阴伤及气，可能就会导致脾肾两虚，则病症由实转虚，而见虚实夹杂，治疗的时间会随之延长。

亚健康病症

随着年龄的增长，常常面临耳鸣、眩晕和心悸等症状。这些症状可能与血液循环不畅、血压波动、内耳供血不足及身体机能衰退等因素有关。

保持良好的生活习惯，如合理饮食、适量运动、充足休息和积极应对压力，有助于维持心血管健康和血液循环，减少耳鸣、眩晕和心悸的发生。

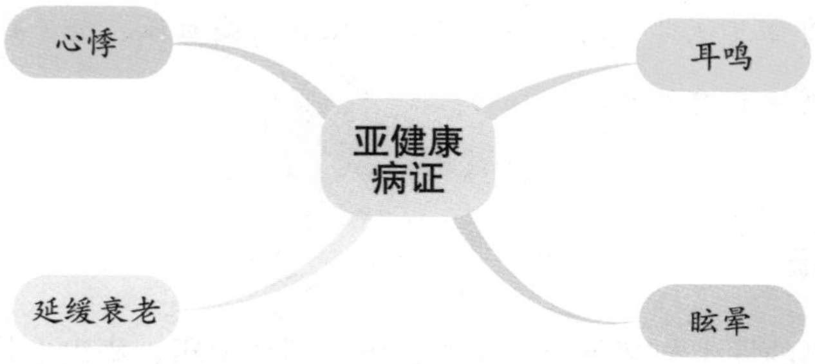

心悸

耳鸣

亚健康病证

延缓衰老

眩晕

耳鸣

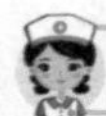

常见病小问答

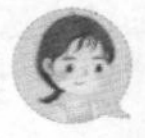

大夫，我最近总是感觉耳朵嗡嗡作响，像是有什么东西在里面一样，很不舒服。

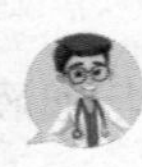

这种嗡嗡声是持续性的还是间歇性的？有没有其他不适的症状？

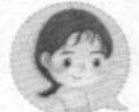

是持续性的，而且有时候还会伴随着轻微的头晕。

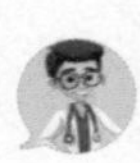

听起来像是耳鸣的症状。

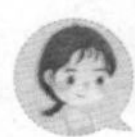

我一直都很注意保护耳朵的。

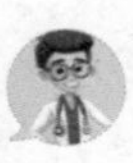

耳鸣的原因有很多，可能是耳朵本身的问题，也可能是身体其他部位的疾病引起的。比如，高血压、糖尿病、贫血等都可能导致耳鸣。

对症溯源

耳鸣的发生与多种原因相关，包括邪热蒙窍、痰火上扰、肝热蒸动浊气以及体虚久病导致的气血不足等。实证多源于血瘀、肝火或痰火上逆，使得耳窍受阻；而虚证则多因肾阴亏损或中气下陷，使得精气不足，耳窍失养。此外，劳伤精气也被视为耳鸣的重要原因之一。在五脏中，肾与耳鸣关系尤为密切，肾精充沛则耳聪目明，肾精耗损则易发耳鸣。因此，治疗耳鸣需综合考虑病因，调理脏腑功能，以达到耳窍通畅、听力恢复的目的。

耳鸣

大多伴有头痛、恶寒、发热，眩晕、呕逆、心中烦闷、鼻塞、流涕、咳嗽、口干等。

开始多有感冒等先趋表现，起病较速。自感耳中憋气作胀有阻塞感，耳鸣，听力下降而自声增强。耳内作痒。

舌淡红，苔薄白、薄白腻或薄黄，脉浮或弦数。

局部检查，可见到耳膜轻度潮红及内陷。

基本治疗

按摩和针灸是常见的耳鸣辅助治疗方法。按摩时，可轻揉耳周穴位，如听宫穴和听会穴，促进耳部血液循环，缓解症状。针灸则通过刺激相关穴位，如翳风穴、中渚穴等，调和气血，疏通经络，达到治疗目的。

1. 听会穴

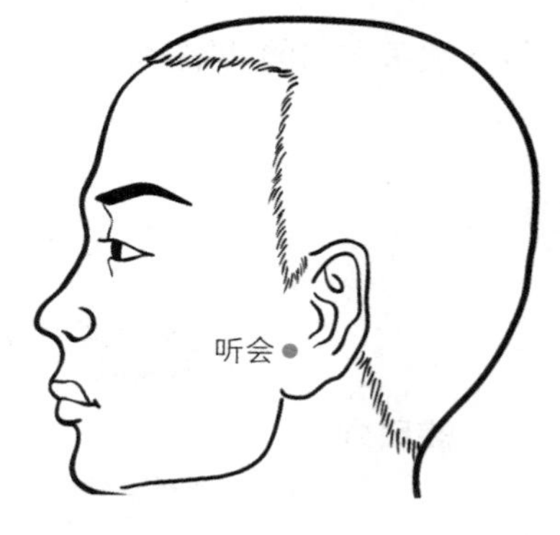

位置：听会穴在面部，屏间切迹的前方，下颌骨髁突的后缘，张口有凹陷处。

主治：

耳鸣，耳聋，聤耳，面痛、齿痛、

口㖞。

手法：

（1）刺法：张口，直刺 0.5 ~ 0.8 寸。

（2）灸法：艾条灸 5 ~ 10 分钟。

（3）特效按摩：拇指指尖垂直按压听会穴，每次 5 秒，直到症状缓和为止。

注意：深刺 1 寸左右起针后，偶可致颞颌关节部位疼痛或咀嚼疼痛，经局部热敷后即可缓解疼痛症状，但再次施针时应注意适当浅刺。

配伍：

听会配翳风、听宫、外关，主治耳鸣、耳聋。

听会配太阳、率谷、头维，主治偏头痛。

听会配睛明、丝竹空、攒竹，有清热止痛的作用，主治目痛、目赤、目翳。

听会配头维、印堂、太冲，有疏散风热、活络止痛的作用，主治头痛。

2. 翳风穴

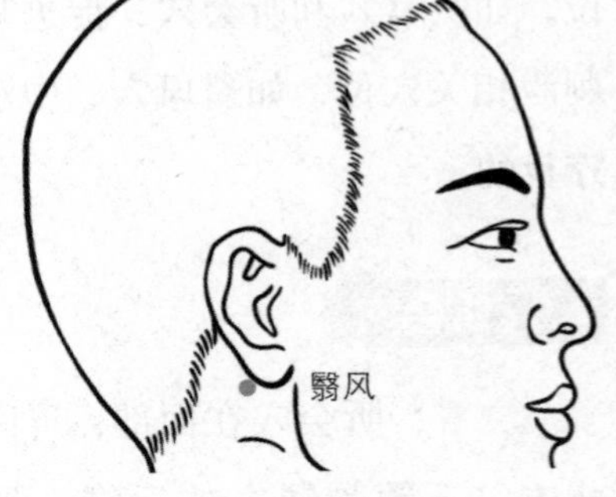

位置：翳风穴在耳垂后方，乳突与下颌角之间的凹陷处。

主治：

- 翳风穴
  - 头面五官科疾病：耳聋，耳鸣，头痛，牙痛，腮腺炎，下颌关节炎，口眼㖞斜，笑肌麻痹，甲状腺肿，面神经麻痹。
  - 神经系统疾病：痉病，狂疾，膈肌痉挛。

手法：

（1）刺法：一般直刺0.5～1.0寸。

（2）灸法：艾炷灸3壮；或艾条灸5～10分钟。

（3）特效按摩：用手指尖大力按压翳风穴，一般5分钟内就可以止嗝。

注意：翳风穴不宜针刺过深，以免刺中迷走神经，引起呼吸心搏停止。

配伍：

翳风穴配关冲、中渚，主治耳聋、耳鸣。

翳风配听官、听会、耳门、中渚，主治耳疾。

翳风配听宫、听会，有通窍复聪的作用，主治耳鸣、耳聋。

翳风配地仓、颊车、阳白、承泣，有活血、祛风通络的作用，主治面神经麻痹。

翳风配下关、颊车、合谷，有活络消肿的作用，主治颊肿。

3．听宫穴

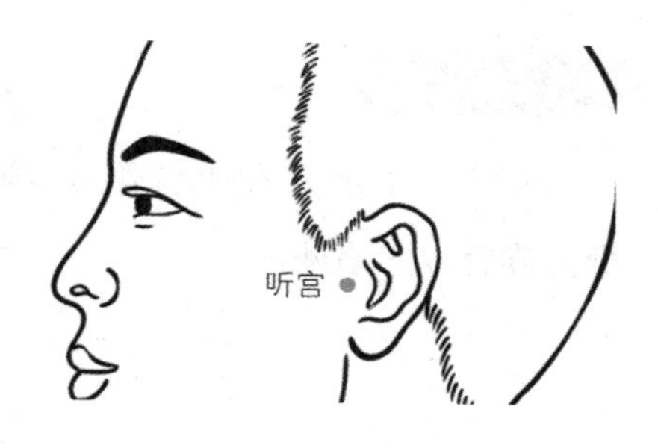

位置：听宫穴在面部，耳屏前，下颌骨髁状突的后方，张口时呈凹陷处。

主治：

听宫穴

耳鸣，耳聋，聤耳，中耳炎，外耳道炎。

齿痛，癫痫，失音症。

手法：

（1）刺法：一般张口直刺 0.5 ～ 0.8 寸。

（2）灸法：艾炷灸或温针灸 3 ～ 5 壮，艾条灸 10 ～ 20 分钟。

（3）特效按摩：常用的按摩手法是一压一放，力度适中，每次双侧同时按压听宫穴 1 ～ 3 分钟，可治疗耳鸣、耳聋，也可用于辅助治疗面瘫、牙痛等头面疾病，有活络通窍、聪耳明目的功效。

注意：不能深刺，以免伤及颈内动、静脉。不宜直接灸。

配伍：

听宫配听会、翳风、会宗，主治耳聋气闭。

听宫配翳风、外关，有聪耳开窍的作用，主治耳鸣耳聋。

听宫配听会、翳风，主治耳聋、耳鸣。

听宫配听会、耳门、合谷、下关、颊车，主治颞颌关节炎。

听宫配颊车、合谷，有清泻阳明之热的作用，主治牙龈炎、齿痛。

4. 中渚穴

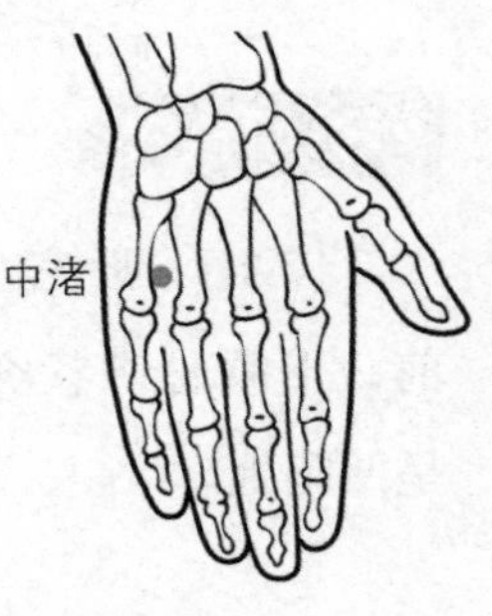

位置：中渚穴在手背第 4、第 5 掌骨间，掌指关节后方凹陷处。

主治：

中渚穴
- 头面部病症：神经性耳聋，聋哑症，头痛，头晕，喉头炎，角膜白斑，喉痹。
- 运动系统病症：肩背部筋膜炎等劳损性疾病，肋间神经痛，肘腕关节炎等。
- 其他疾病：疟疾。

手法：

（1）刺法：直刺 0.3 ~ 0.5 寸，局部有酸胀感，或有麻电感向指端放散；若向上斜刺，酸胀感可向腕部扩散。

（2）灸法：艾炷灸 3 ~ 5 壮；或艾条灸 5 ~ 10 分钟。

（3）特效按摩：每次按摩左右中渚穴各 1 ~ 3 分钟，可治肢体关节肿痛以及屈伸不利之症。

配伍：

中渚穴配耳门、翳风，主治耳鸣、耳聋。

中渚配听会、听宫、翳风，主治耳鸣、耳聋。

中渚配听宫、翳风，有开窍聪耳的作用，主治耳鸣、耳聋。

中渚配外关、期门，有舒肝理气、活络止痛的作用，主治肋间神经痛。

5. 头窍阴穴

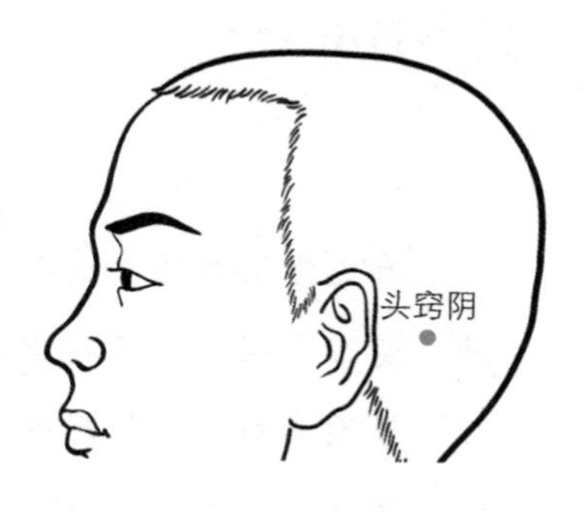

位置：头窍阴穴在头部，耳后乳突的后上方，天冲穴与完骨穴的中三分之一与下三分之一交点处。

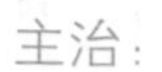

主治：

头窍阴穴

- 精神、神经系统疾病：头痛，三叉神经痛，脑膜炎，四肢痉挛抽搐。
- 五官科系统疾病：喉炎，神经性耳鸣，耳聋，甲状腺肿，耳源性眩晕。
- 其他疾病：脑血管病，胸痛，支气管炎。

手法：

（1）刺法：一般沿皮刺 0.3 ~ 0.5 寸。

（2）灸法：艾条灸5 ~ 10分钟。

（3）特效按摩：每天早晚各揉按头窍阴穴1次，每次1 ~ 3分钟，可改善和治疗耳鸣、耳聋等耳部疾病。

配伍：

头窍阴配听宫、听会、翳风，有开窍聪耳的作用，主治耳鸣、耳聋。

头窍阴配听宫、听会、翳风，主治耳鸣、耳聋。

头窍阴配内关、阳陵泉，有疏肝理气的作用，主治胸胁痛。

头窍阴配风池、侠溪、太冲，有平肝潜阳、清火息风的作用，主治眩晕。

头窍阴配风池、太冲、足临泣、侠溪，主治眩晕。

中医小课堂

有文字记载的耳鸣病症的历史可以追溯到古代中医的经典文献《黄帝内经》。在其中，耳鸣被认为是由于“肾虚”“肝胆火旺”等因素所致。随后的医家在此基础上，对耳鸣的病因、病机进行了更为详细的阐述。明代医家张介宾在《景岳全书》中指出，耳鸣多与肾虚、肝火上炎、痰火上升等因素有关。清代医家王清任在《医林改错》中，提到了使用活血化瘀的方法来治疗耳鸣，他认为耳鸣可能是由于耳部血液循环不畅所致。另一位清代医家吴谦在《医宗金鉴》中也提到了使用补肾的方法来治疗耳鸣，他认为肾虚是耳鸣的重要病因之一。

眩晕

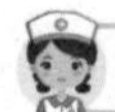

常见病小问答

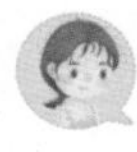

大夫，我最近总是突然感到周围的东西都在旋转，站都站不稳，特别难受。

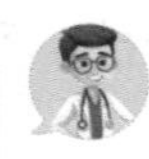

听起来像是眩晕的症状。你最近有没有感到耳朵不适、听力下降或者有过头部外伤？

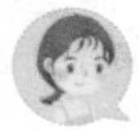

没有，但颈部有时候会感到僵硬和疼痛。

颈部问题有时候也会影响到内耳的供血和平衡功能，进而引发眩晕。

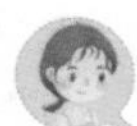

那我现在应该怎么做才能缓解这个症状呢？

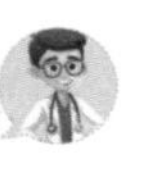

你可以先试着躺下休息，避免过度活动，让身体逐渐适应。如果眩晕症状持续不减或者伴随恶心、呕吐等其他症状，那就需要及时来医院接受进一步的治疗了。

对症溯源

眩晕是一种以头晕、目眩为主要表现的疾病，轻者闭目即止，重者如坐车、船，不能站立，常伴有恶心、呕吐等症状。此病多因气血亏损、髓海空虚或风阳上扰、痰浊上蒙清窍所致。针灸治疗眩晕效果较好，但应根据病情缓急，标本兼治。眩晕发作时可采取闭目安卧、缓慢呼吸或按压穴位等方法缓解症状。

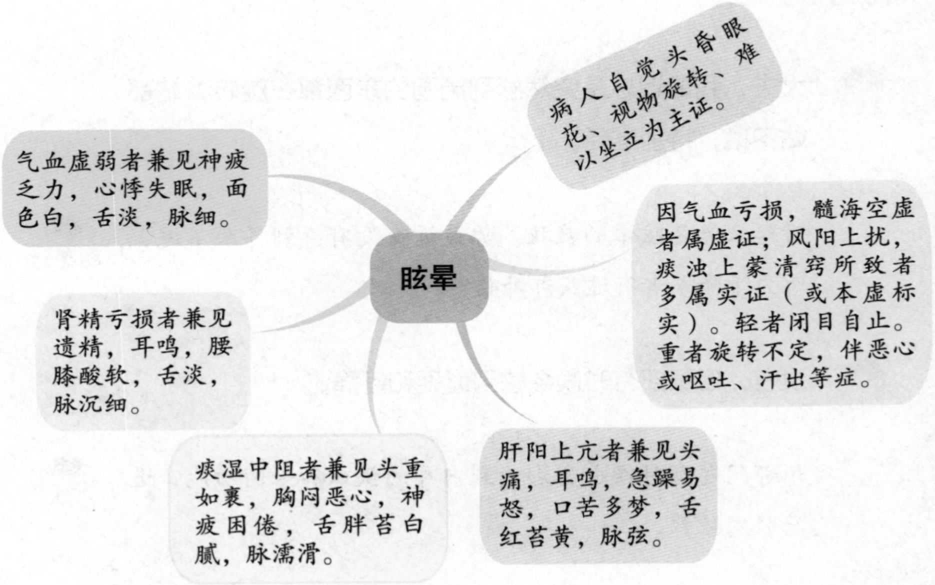

眩晕

病人自觉头昏眼花、视物旋转、难以坐立为主证。

因气血亏损，髓海空虚者属虚证；风阳上扰，痰浊上蒙清窍所致者多属实证（或本虚标实）。轻者闭目自止。重者旋转不定，伴恶心或呕吐、汗出等症。

肝阳上亢者兼见头痛，耳鸣，急躁易怒，口苦多梦，舌红苔黄，脉弦。

痰湿中阻者兼见头重如裹，胸闷恶心，神疲困倦，舌胖苔白腻，脉濡滑。

肾精亏损者兼见遗精，耳鸣，腰膝酸软，舌淡，脉沉细。

气血虚弱者兼见神疲乏力，心悸失眠，面色白，舌淡，脉细。

基本治疗

眩晕是一种常见的临床病症，针灸是中医治疗眩晕的常用手段之一，通过刺激相关穴位以调和气血、疏通经络，达到治疗目的。治疗眩晕的有效穴位有风池、天柱、完骨等穴位。

1. 天柱穴

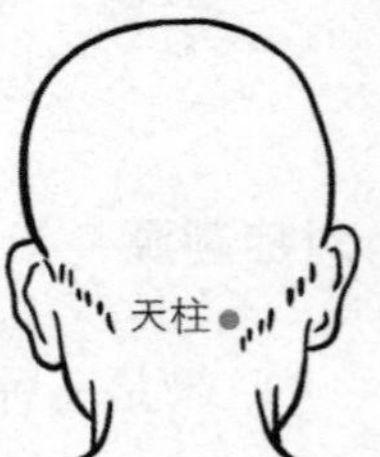

天柱

位置：天柱穴在项部，大筋（斜方肌）外缘之后发际凹陷中，约当后发际正中旁开 1.3 寸。

主治：

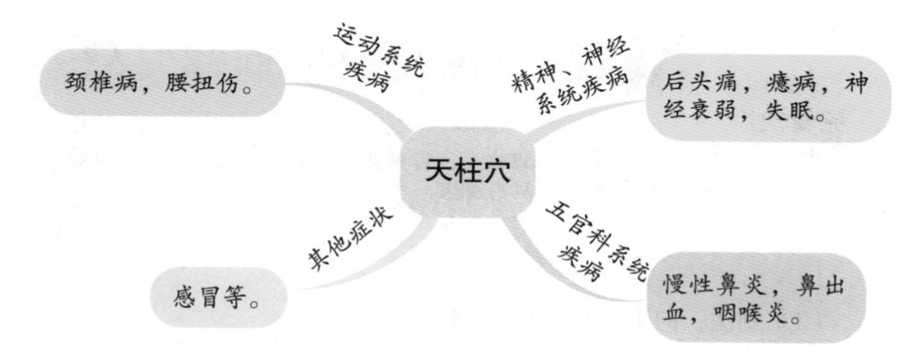

手法：

（1）刺法：直刺或斜刺 0.5 ~ 0.8 寸，局部有酸胀感，有时可扩散至头后部，也可向前扩散至眼部。

（2）灸法：艾炷灸 3 壮；或艾条灸 5 ~ 10 分钟。

（3）特效按摩：每天坚持按压天柱穴，每次连叩 9 下，对治疗头痛、视力模糊、头脑不清有显著疗效。

注意：深层有延髓，不可向内上方深刺，以防造成延髓损伤。

配伍：

天柱配列缺、后溪，有舒筋通络的作用，主治头痛、项强。

天柱配合谷、太阳，有清热明目的作用，主治目赤肿痛。

天柱配太冲、风池，主治高血压。

天柱配百会、风池、太阳、合谷，主治头痛、颈项强痛。

2. 完骨穴

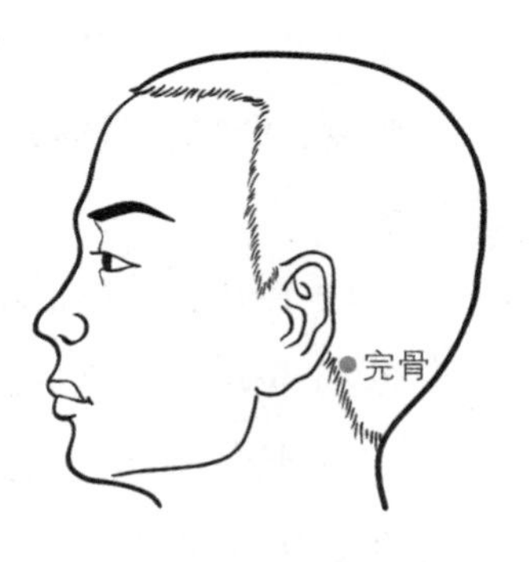

位置：完骨穴在头部，耳后乳突的后下方凹陷处。

主治：

完骨穴
- 精神、神经系统疾病：头痛，失眠，癫痫，面神经麻痹，失语。
- 五官科系统疾病：腮腺炎，齿龈炎，中耳炎，扁桃体炎，口唇肌肉萎缩，牙痛。

手法：

（1）刺法：向下斜刺 0.3 ~ 0.5 寸。

（2）灸法：艾条灸 5 ~ 10 分钟。

（3）特效按摩：每天用拇指指腹揉按完骨穴 1 ~ 3 分钟，对五官疾病具有明显的治疗效果。

配伍：

完骨配风池、大椎、内关，有宁心安神的作用，主治癫痫。

完骨配风池、太阳、率谷，主治偏头痛。

完骨配风池、大椎、内关、丰隆，主治癫痫。

完骨配天柱、后溪、外关、阳陵泉，主治颈项痛、落枕。

3. 头维穴

位置：头维穴在头侧部，额角发际上 0.5 寸，头正中线旁 4.5 寸。

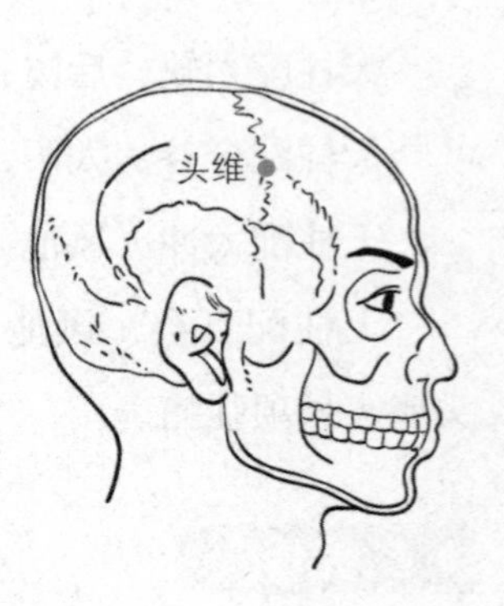

主治：

头痛，眩晕；目痛，迎风流泪等。

手法：

（1）刺法：一般沿皮刺 0.5 ~ 1.0 寸。

（2）灸法：不宜灸。

（3）特效按摩：用双手拇指指腹强压头维穴，每秒钟按压 1 次，如此重复 10 ~ 20 次，以有酸胀感为宜，可治面部痉挛、疼痛等疾病。

配伍：

头维配天柱、攒竹，主治头昏目眩。

头维配阳白、丝竹空、合谷，主治面瘫。

头维配合谷穴，主治头痛

头维配太冲穴，主治目眩。

头维配合谷透后溪、太冲、涌泉，有镇静安神的作用，主治精神分裂症。

4. 太冲穴

位置：太冲穴在足背侧，第 1 跖骨间隙的后方凹陷处。

主治：

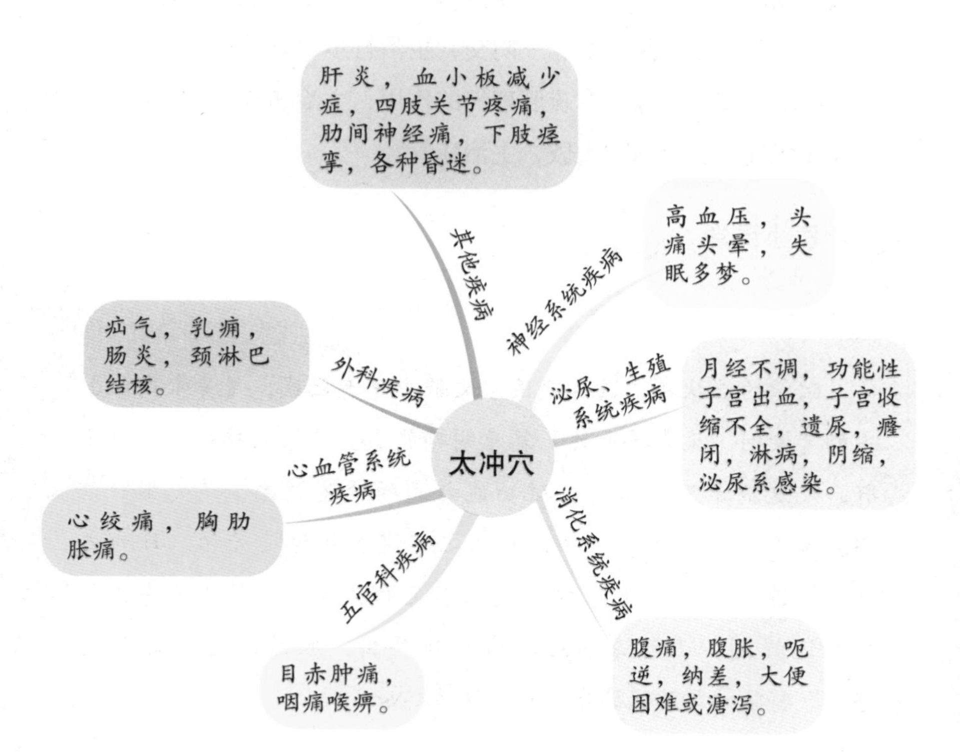

手法：

（1）刺法：一般直刺 0.5 ～ 1.0 寸。

（2）灸法：艾炷灸 3 ～ 5 壮；或艾条灸 5 ～ 10 分钟。

（3）特效按摩：

①按揉太冲穴，对除焦虑有特效。

②肝气旺于春，故应以养肝为主，可每天按摩太冲穴 10 ～ 30 分钟。

注意：太冲穴较为敏感，故针刺时手法应轻，以免产生疼痛。

配伍：

太冲配合谷，称为四关穴，有镇静安神、平肝息风的作用，主治头痛、眩晕、小儿惊风、高血压。

太冲配足三里、中封，有舒筋活络的作用，主治行步艰难。

太冲配阳陵泉、足三里、三阴交，主治行步艰难。

太冲配气海、急脉，有疏肝理气的作用，主治疝气。

太冲配气海、急脉、大敦，主治疝气。

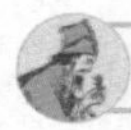

中医小课堂

眩晕的症状在中国古代医学文献中早有记载，《黄帝内经》中的《素问·至真要大论》篇章明确指出："诸风掉眩，皆属于肝。"这揭示了眩晕与肝脏功能之间的紧密联系。《灵枢·口问》又提到："上气不足，脑为之不满，耳为之苦倾，目为之眩。"进一步阐释了眩晕与气血不足的关系。《灵枢·海论》中，还提到："髓海不足，则脑转耳鸣，胫酸眩冒，目无所视。"将眩晕与脑髓的充盈状况联系起来。

随着医学的不断发展，后世的医家对眩晕的认识也不断深入。著名医家朱丹溪提出“无痰不作眩”的观点，他认为痰浊是导致眩晕的重要原因。另一位明代医家张景岳则主张“无虚不作眩”，强调眩晕的主要病机在于虚，特别是肝肾的亏虚。这些观点为后世治疗眩晕提供了宝贵的理论依据。

心悸

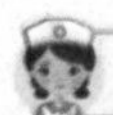

常见病小问答

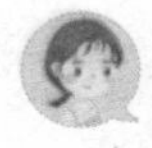

大夫，我最近总是感觉心跳得很快，有时候还会突然跳几下，很不舒服。

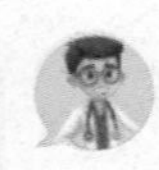

你这是心悸的症状，除了心跳快，有没有其他的症状，比如胸闷、气短、头晕等？

有时候会有一点胸闷，但是其他的症状倒没有。

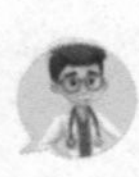

心悸是一种常见的症状，可能是由心脏本身的问题引起的，也可能是其他身体疾病或情绪因素导致的。

那心悸和心脏病有什么区别吗？我很担心自己是不是得了心脏病。

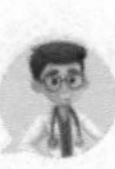

心悸只是一种症状，而心脏病是一种具体的疾病。心悸可能是心脏病的表现之一，但也可能只是暂时的生理反应。

对症溯源

心悸是以自觉心跳、惊慌不安、不能自主为主要表现的疾病，包括惊悸和怔忡。惊悸因惊恐而发，时发时止，病情较轻；怔忡则心中动摇不宁，无休止，病情较重。二者均以心悸为主要症状，治疗方法相似。心悸常呈阵发性，多由情志波动或劳累引发，常伴失眠、健忘、眩晕等症状。针灸治疗心悸可控制症状并治疗疾病本身，但对器质性心脏病中的心衰倾向则需采取综合治疗。

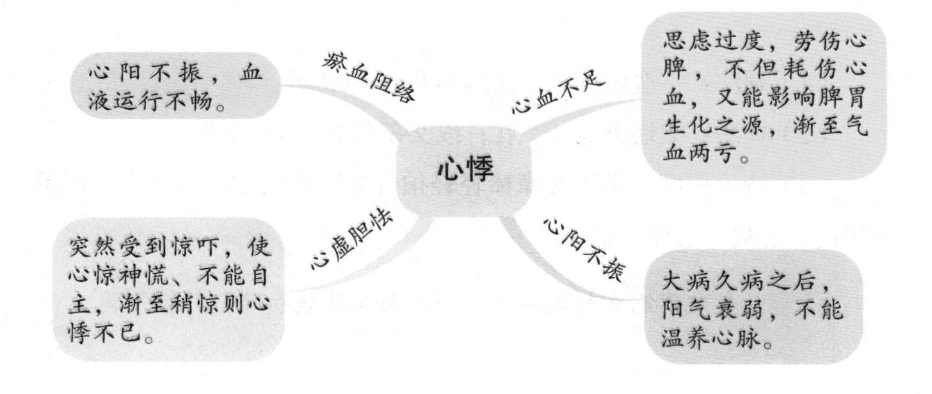

基本治疗

中医治疗心悸是通过个性化的运用中药、针灸、推拿等手段，旨在调和气血、平衡阴阳，从而缓解心悸症状。同时，中医还强调饮食调理，推荐食用补血养心的食物，避免食用辛辣、刺激性食物。此外，情志调节也是治疗的关键，建议保持情绪舒畅，避免焦虑、紧张等不良情绪。

1. 厥阴俞穴

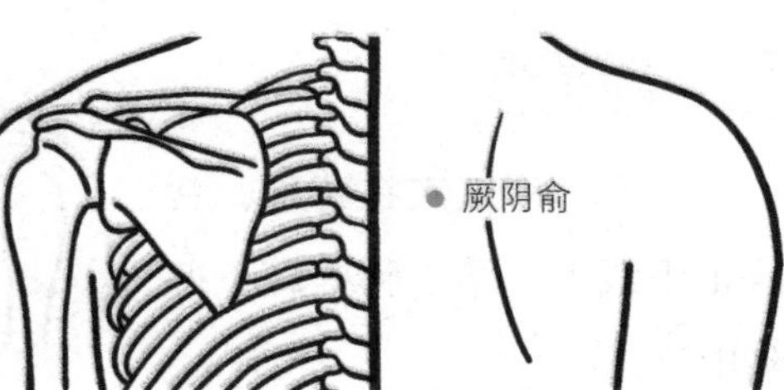

位置：厥阴俞穴在背部，第 4 胸椎棘突下，旁

开 1.5 寸。

主治：

厥阴俞穴

循环系统疾病 — 心绞痛，心肌炎，风湿性心脏病，心外膜炎。

精神、神经系统疾病 — 神经衰弱，肋间神经痛。

其他疾病 — 胃炎，牙齿神经痛等。

手法：

（1）刺法：一般向椎体方向斜刺 0.5 ~ 0.8 寸。

（2）灸法：艾炷灸 3 ~ 7 壮；或艾条灸 5 ~ 15 分钟。

（3）特效按摩：常用按摩棒轻轻拍打厥阴俞穴 30 ~ 60 下，可缓解胸闷、心痛、心悸等症。

注意：本穴不能直刺或深刺，以免伤及胸膜和肺，引起气胸。

配伍：

厥阴俞配膻中，为俞募配穴法，有宽胸理气、活血止痛的作用，主治心痛心悸、胸满、烦闷。

厥阴俞配间使、神门，有养心宁神的作用，主治心烦失眠、神经衰弱。

厥阴俞配心俞、内关、神门，主治心绞痛。

厥阴俞配心俞、耳门、听宫，主治失眠、健忘、耳聋、耳鸣。

2. 神道穴

位置：神道穴在背部，背后正中线上，第 5 胸椎棘下凹陷中。

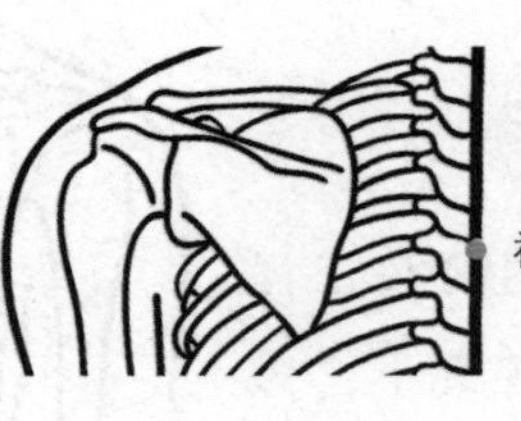

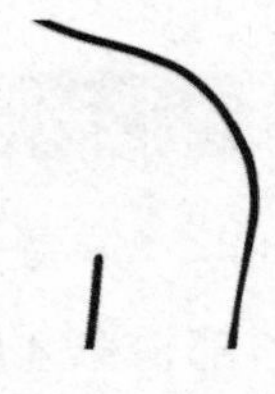

主治：

心悸，健忘，咳嗽，脊背强痛。

手法：

（1）刺法：一般针尖微向上斜刺 0.5 ~ 1.0 寸。

（2）灸法：艾炷灸 3 ~ 5 壮；或艾条灸 5 ~ 10 分钟。

（3）特效按摩：用双手中指指腹互相叠加，用力揉按神道穴 3 ~ 5 分钟，可缓解心脏供血不足，治疗心绞痛、心脏不适。

注意：神道穴不宜深刺，以防损伤脊髓。刺椎间腧穴有麻电感时应立即拔针或停止深刺。

配伍：

神道配少海，有行气清热养心的作用，主治心悸、多梦。

神道配百会、三阴交，主治失眠、头晕。

神道配关元，主治身热头痛。

神道配幽门、列缺、膏肓俞，主治健忘。

神道配心俞，有宁心安神的作用，主治风痫、神昏。

3. 郄门穴

位置：郄门穴在前臂掌侧，曲泽穴与大陵穴的连线上，腕横纹上 5 寸。

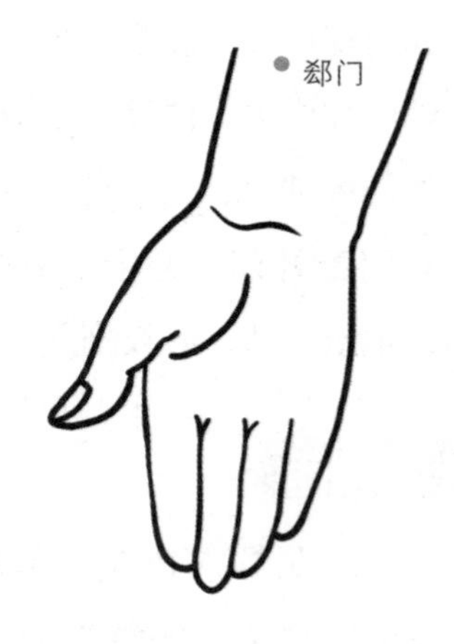

主治：

郄门穴
- 循环系统疾病：心绞痛，心肌炎，风湿性心脏病，心悸。
- 精神、神经系统疾病：膈肌痉挛，癔病，精神病。
- 其他疾病：乳腺炎，胸膜炎，胃出血。

手法：

（1）刺法：一般直刺 0.5 ~ 0.8 寸。

（2）灸法：艾炷灸 3 ~ 5 壮；或艾条灸 5 ~ 10 分钟。

（3）特效按摩：患者自己可用右手拇指按定左手郄门穴，然后左手腕向内转动 45° 再返回，以每分钟 60 次的速度重复该动作，按摩 1 分钟。

注意：因郄门穴深层有前臂正中动、静脉，故针刺时应注意避开血管。

配伍：

郄门配心俞、膻中，主治风湿性心脏病。

郄门配内关、膈俞，主治心胸痛。

郄门配内关、曲泽，主治心胸痛。

郄门配神门、三阴交，主治不寐。

郄门配神门、心俞，有宁心安神的作用，主治心悸、心绞痛。

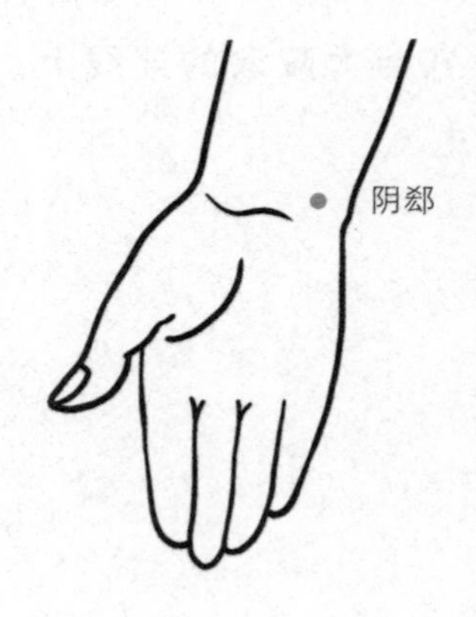

4. 阴郄穴

位置：阴郄穴在前臂掌侧，尺侧腕屈肌腱的桡侧缘，腕横纹上 0.5 寸。

主治：

心痛，惊恐，心悸，吐血，衄血；失语，骨蒸盗汗。

手法：

（1）刺法：一般直刺 0.2 ~ 0.5 寸。

（2）灸法：艾炷灸 1 ~ 3 壮；或艾条灸 5 ~ 10 分钟。

（3）特效按摩：按摩阴郄穴，对骨蒸盗汗（晚上睡觉心里烦躁，易做噩梦，一出汗就醒，醒时不出汗）有特效。

注意：针刺时避开尺侧动、静脉。

配伍：

阴郄配内关、心俞，主治心痛。

阴郄配心俞、神道，有通阳行气、宁心定悸的作用，主治心痛、心悸、神经衰弱。

阴郄配中冲，主治心烦、舌强。

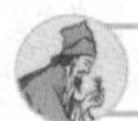

中医小课堂

汉代张仲景在《金匮要略》和《伤寒论》中首次提出了“心悸”的病名，并详细论述了其发病机制和治疗方法。他认为心悸多与惊扰、水饮、虚劳及汗后受邪等因素有关。张仲景创立的炙甘草汤等方剂，至今仍是中医治疗心悸的常用药物。

随后，历代医家对心悸的病因、病机进行了更为深入的探讨。宋代严用和在《济生方》中提出，心悸多因心虚胆怯、情志不畅所致，治疗时应以宁心安神为主。明代张介宾在《景岳全书》中则认为，心悸多与阴虚劳损、心肾不交有关，治疗时应注重滋阴补肾、交通心肾。

延缓衰老

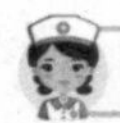

常见病小问答

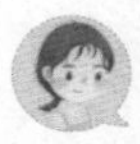

大夫，我现在对中医养生特别感兴趣，特别是针灸和推拿这方面，请问它们对于延缓衰老有帮助吗？

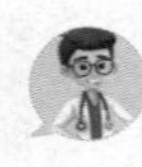

在中医理论中，针灸和推拿确实被认为是有效的养生方法，对于延缓衰老也有积极的影响。

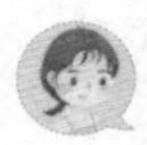

针灸和推拿具体是如何起作用的呢？

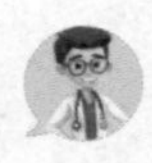

针灸通过刺激特定的穴位，能够调节身体内部的气血流动，促进新陈代谢，增强免疫力，从而达到延缓衰老的效果。而推拿则可以通过舒缓肌肉和经络的紧张，促进血液循环，有助于排除体内的毒素和废物，保持皮肤的弹性和光泽。

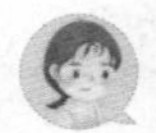

除了针灸和推拿，还有其他中医建议可以延缓衰老吗？

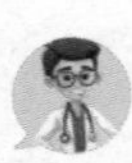

当然，除了针灸和推拿，中医还强调食疗的重要性。您可以多摄入一些富含抗氧化物质的食物，如红枣、枸杞、黑芝麻等，这些食物有助于滋养肝肾、补充气血。

对症溯源

人体的衰老速度与脏腑、经络、气血的状况紧密相连。当气血不足、经络运行受阻、脏腑功能下滑时，人体的阴阳平衡将被打破，从而加速衰老过程。这种衰老不仅体现在外部形象上，如精神萎靡、身体发冷、食欲和睡眠质量下降，还包括腰膝酸软、头发脱落、牙齿松动等内部机能的衰退。更为严重时，可能会出现面部浮肿、四肢无力等症状。

衰老的表现

- 精神不振，纳差少眠。
- 形寒肢冷，腰膝无力。
- 发脱齿摇，气短乏力。

基本治疗

针灸按摩在中医养生中扮演着重要角色，它们能够通过调整人体的阴阳平衡、调和脏腑经络气血，有效地提高机体的免疫力，进而实现延缓衰老的目的。

1. 阳谷穴

位置：阳谷穴在手腕尺侧，尺骨茎突与三角骨之间的凹陷处。

主治：

头痛，目眩，耳鸣，耳聋；热病，癫痫，腕痛。

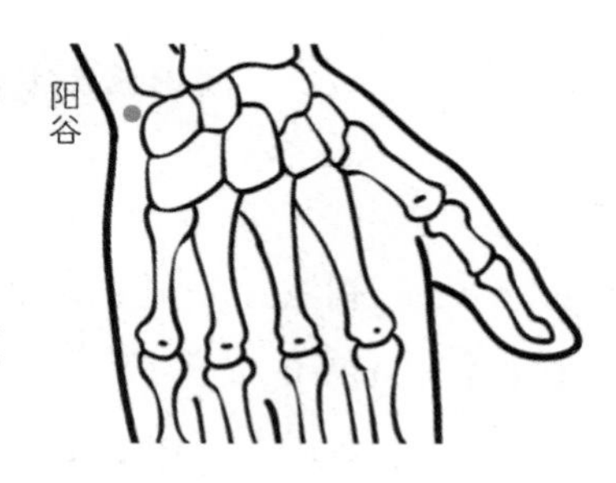

手法：

（1）刺法：一般直刺 0.3 ~ 0.5 寸，局部有酸胀感，可扩散至整个腕关节。

（2）灸法：艾条灸 5 ~ 10 分钟。

（3）特效按摩：用拇指指腹按压阳谷穴，每次 1 ~ 3 分钟，可协调脏腑功能，增强机体抗病能力。

配伍：

阳谷配下关、阳溪、液门，主治耳聋、耳鸣。

配印堂、百会，主治小儿瘈疭。

阳谷配合谷、人中、内关，主治癫狂。

2. 养老穴

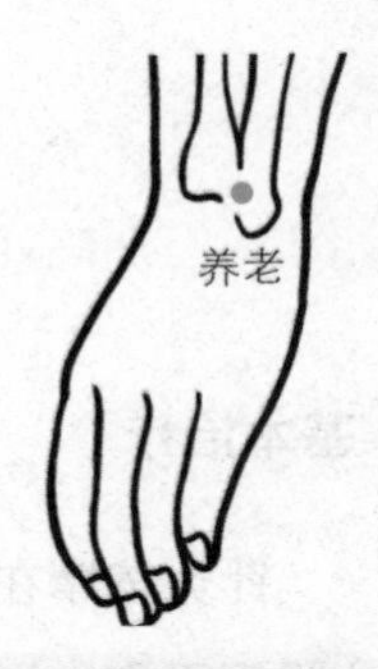

位置：养老穴在前臂背面尺侧，尺骨小头近端桡侧凹陷中。

主治：

- 养老穴
  - 精神、神经系统疾病 — 脑血管病后遗症，肩臂部神经痛。
  - 运动系统疾病 — 急性腰扭伤，落枕。
  - 其他疾病 — 近视眼。

手法：

（1）刺法：一般直刺 0.3 ~ 0.5 寸，掌心朝向胸时，向肘方向斜刺 0.5 ~ 0.8 寸。

（2）灸法：艾炷灸 3 ~ 5 壮；或艾条灸 5 ~ 10 分钟。

（3）特效按摩：用食指指尖垂直下压养老穴 1 ~ 3 分钟，可辅助治疗高血压、阿尔茨海默病、头昏眼花、耳聋、腰酸腿痛等老年病。

注意：凡用本穴，补多泻少。

配伍：

养老穴配天柱，主治视物不明。

养老穴配风池，主治落枕。

养老配风池，有祛风止痛的作用，主治头痛、面痛。

养老配外关、阳池，主治腕关节痛。

养老配风池、睛明，主治目视不明、近视。

3. 涌泉穴

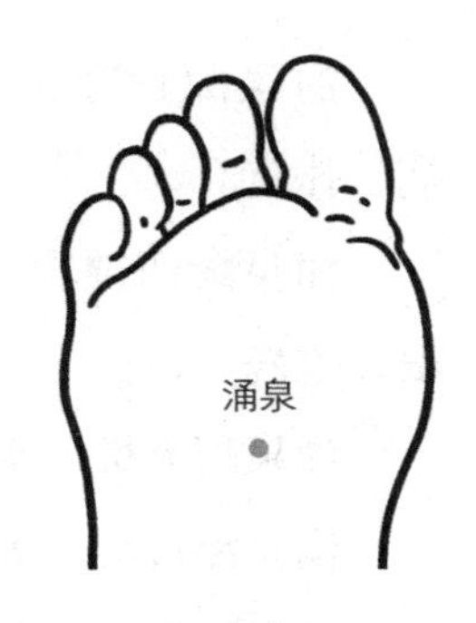

位置：涌泉穴在足掌心，第2、第3跖骨间，踡足时呈凹陷处。

主治：

涌泉穴

- 精神、神经系统疾病：休克，晕车，脑出血，失眠，癔病，癫痫，精神病，小儿惊风，神经性头痛，舌骨肌麻痹。
- 五官科系统疾病：咽喉炎，急性扁桃体炎。
- 消化系统疾病：胃痉挛，黄疸。
- 泌尿、生殖系统疾病：遗尿，尿潴留。
- 运动系统疾病：足底痛，下肢肌痉挛。
- 其他：子宫下垂，支气管炎，心肌炎，风疹等。

手法：

（1）刺法：一般直刺 0.5 ～ 0.8 寸。

（2）灸法：艾炷灸 3 ～ 5 壮；或艾条灸 5 ～ 15 分钟。

（3）特效按摩：经常按摩刺激涌泉穴，使整个足底发热，可补肾健身，还可改善疲乏无力、神经衰弱。

注意：本穴不宜针刺过深，以免导致舌肌痉挛或麻痹；不宜用瘢痕灸。

配伍：

涌泉配百会、人中，有苏厥、回阳救逆的作用，主治昏厥、癫痫、休克。

涌泉配四神聪、神门，有清心安神、镇静的作用，主治头晕、失眠、癔病。

涌泉配大椎、水沟、十宣，主治昏厥。

涌泉配百会、太冲、风池，主治急性头痛。

涌泉配百会、劳宫、水沟、丰隆、太冲，主治中风昏迷。

4. 本神穴

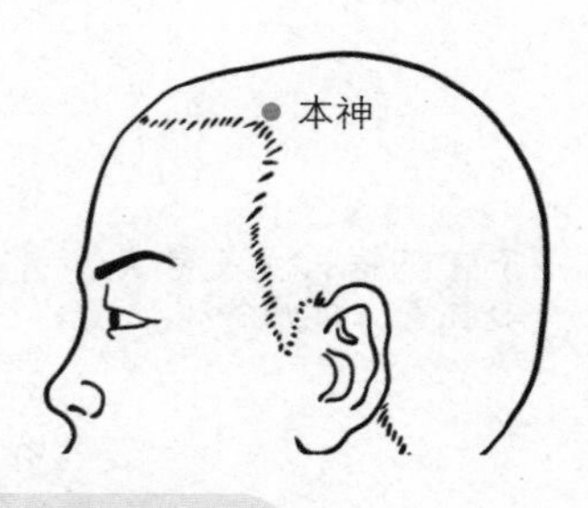

位置：本神穴在头部，正坐或卧位，在前发际内 0.5 寸，神庭穴旁开 3 寸处。

主治：

本神穴
- 中风，半身不遂，呕吐涎沫。
- 癫痫，头痛，眩晕，颈项强急。
- 胸胁相引而痛，小儿惊厥。

手法：

（1）刺法：一般沿皮刺 0.3 ～ 0.5 寸。

（2）灸法：艾条灸 5 ～ 10 分钟。

（3）特效按摩：每天早晚各按摩本神穴 1 次，每次 1 ～ 3 分钟，可有效治疗头痛、目眩等疾病。

配伍：

本神配颅息、内关，有宽胸理气、止痛的作用，主治胸胁痛。

本神配神庭、印堂、攒竹、合谷，主治前额头痛。

本神配期门、膻中、内关、阳陵泉，主治胸胁痛。

本神配百会、水沟、十宣、内关，主治中风不省人事。

5. 承浆穴

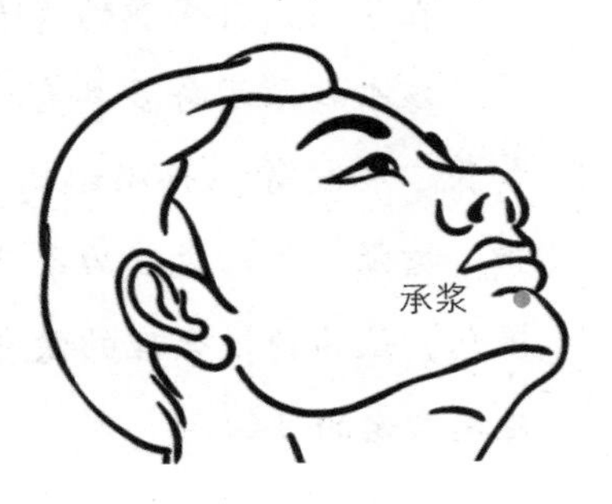

位置：承浆穴在面部，当颏唇沟的正中凹陷处。

主治：

承浆穴

- 口眼㖞斜，口噤不开，流涎，唇紧，齿痛，齿衄，齿龈肿痛。
- 口舌生疮，面肿，暴喑，癫痫，消渴，半身不遂，脐下冷痛。
- 疝瘕痃癖，小便不禁，小儿遗尿。

手法：

（1）刺法：一般直刺 0.3 ～ 0.5 寸。

（2）灸法：艾条灸 5 ～ 10 分钟。

（3）特效按摩：用拇指指腹直接点压承浆穴，局部有酸、胀、麻感，每次 1 ~ 3 分钟，有通经活络、清热利咽的功效。

配伍：

承浆穴配禾髎、牵正、风池，主治面瘫。

承浆穴配廉泉，主治流涎。

承浆配阴陵泉、委中、太冲、膀胱腧、大敦，主治小便不禁。

承浆配金津、玉液、水沟、廉泉、气海、肾腧，主治消渴。

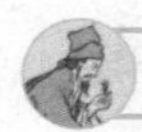

中医小课堂

在唐代，孙思邈的《千金方》是一部具有重要影响的医学著作。该书收录了许多具有抗衰老作用的中草药和方剂，如人参、黄芪、枸杞等。孙思邈认为，这些中草药能够补充人体的精气神，增强人体的免疫力，从而延缓衰老。他还提出了“食疗”的概念，认为通过合理的饮食搭配可以调节人体的阴阳平衡，达到延缓衰老的目的。

儿科病证

儿童从出生到成年，始终处在生长发育的变化过程中。其发病原因与成人有同有异，具有自身的特点。

脾胃为仓廪之官，胃主受纳，脾主运化，共同完成消化和吸收的任务，为人体提供营养物质，故古人称脾胃是“后天之本”。脾胃对小儿的生长发育具有重要作用，但小儿脾胃尚未完全发育，容易受到饮食不当等因素的影响，导致脾胃疾病。

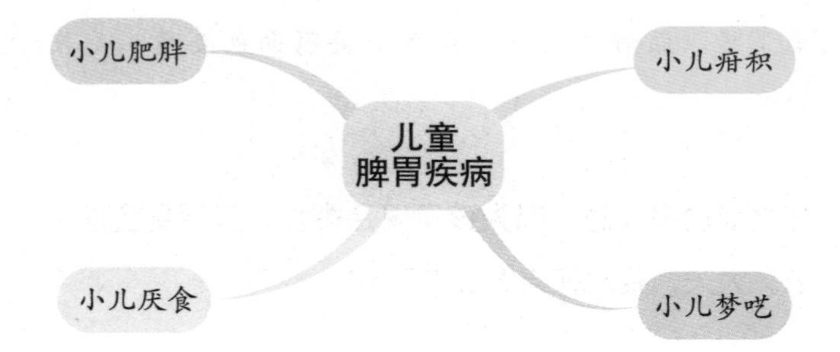

小儿疳积（消化不良）

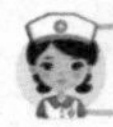

常见病小问答

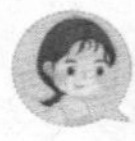

大夫，我的孩子五岁半了，最近不怎么吃饭，瘦了好多，肚子却鼓鼓的。

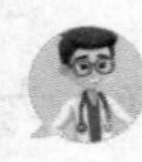

孩子可能是患上了小儿疳积，是小儿常见的慢性胃肠疾病。

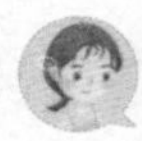

孩子大便也不规律。

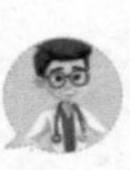

孩子的情况我了解了。小儿疳积主要是因为喂养不当或者疾病影响导致的营养不良。其症状包括食欲不振、体重下降、腹部胀大等，还可能伴有面色萎黄、毛发干枯等。

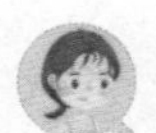

我之前也没注意，以为孩子只是挑食，没想到会这么严重。大夫，我现在该怎么办?

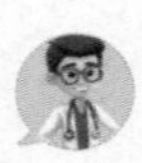

你需要调整孩子的饮食，确保他获得足够的营养。还可以适当给孩子进行腹部按摩，帮助他改善消化功能。

对症溯源

疳积主要因为喂养不当、疾病影响和先天禀赋不足等。如婴幼儿时期，脏腑娇嫩，很多家长过早或过多地喂养甘肥、生冷食物；或者婴幼儿时期，孩子容易受到各种疾病的侵袭，如寄生虫、结核等。

疳积

- 初期：食欲不振或嗜食异物、身有微热或午后潮热、烦躁啼哭、腹泻腹膨。
- 后期：形体干瘦、腹大脐凸、毛发焦稀、肌肤甲错、神疲肢软。

基本治疗

中医通过针灸、推拿、药物以及饮食调整等多方面治疗疳积。治疗的主要目标是调和脾胃，恢复正常的消化功能并滋养身体。

1. 四缝穴

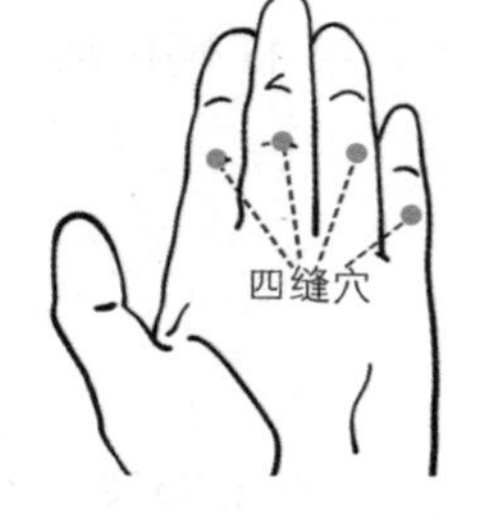

位置：四缝穴在第 2 至第 5 掌侧，近端指关节的中央，一手 4 穴，左右共 8 穴。

主治：

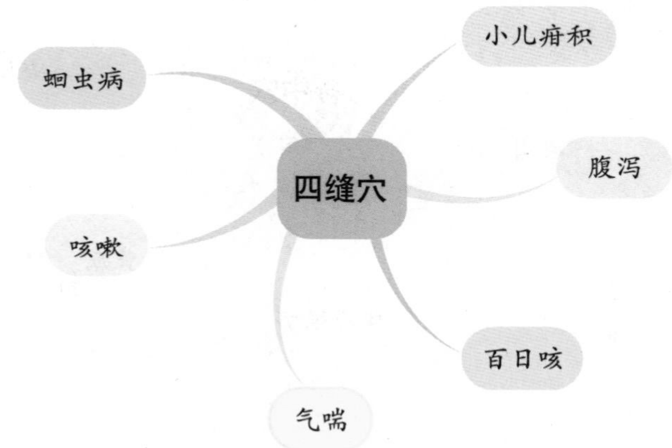

手法：

（1）刺法：点刺出血或挤出少许黄色透明黏液。

（2）灸法：一般不灸。

（3）特效按摩：常用拇指和中指拿捏按小儿的四缝穴，可以改善小儿的消化不良状况，增强体质。

注意：点刺不可过深，以免伤及指关节。

配伍：

四缝配内关、合谷，主治百日咳。

四缝配足三里、中脘，主治消化不良。

四缝配中脘、章门、脾俞、胃俞、足三里、公孙，主治疳积。

2. 脊中穴

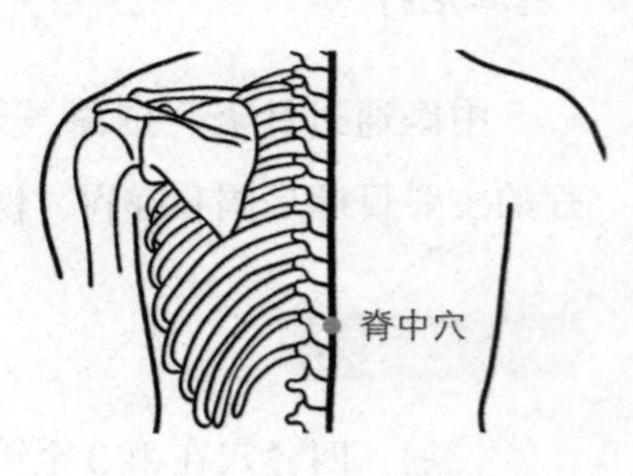

位置：脊中穴在背部，背部正中线上，第11胸椎棘下凹陷中。

主治：

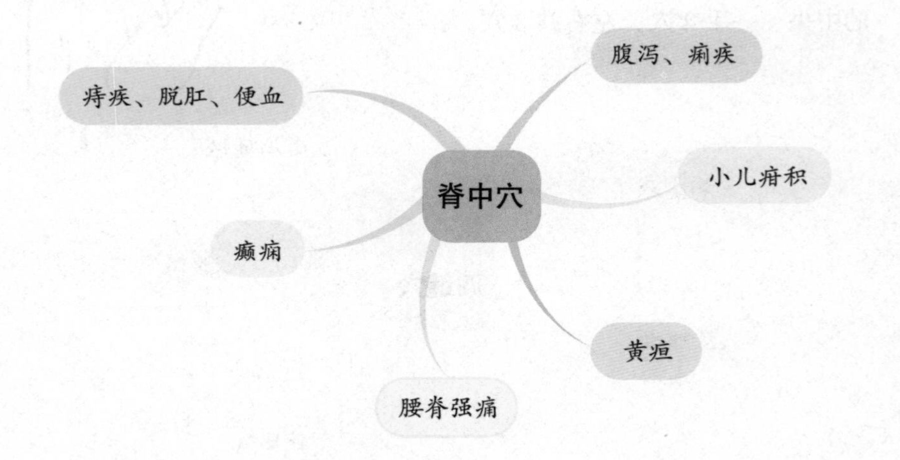

手法：

（1）刺法：一般向上斜刺 0.5 ~ 1.0 寸。

（2）灸法：艾炷灸 3 ~ 5 壮；或艾条灸 5 ~ 10 分钟。

（3）特效按摩：

①用拇指指腹常按揉脊中穴，可治腹胀、腹泻、痔疮、脱肛、便血等肠腑病症。

②将手指的食指放在脊柱上，接着用中指和拇指轻轻地捏起皮肤和肉，一边捏一边沿着尾骨尖端向枕部方向移动。重复这个过程 6 次。

注意：脊中穴不宜针刺过深，以防刺伤脊髓，刺椎间腧穴有麻电感时应立即拔针或停止深刺。

配伍：

脊中穴配中枢、足三里、悬枢，主治胃及十二指肠溃疡。

脊中穴配涌泉，主治癫痫。

脊中配肾俞、命门、中膂俞、腰俞，有活血化瘀的作用，主治腰闪挫疼痛。

脊中配足三里，有补益气血的作用，主治眼暗、头昏。

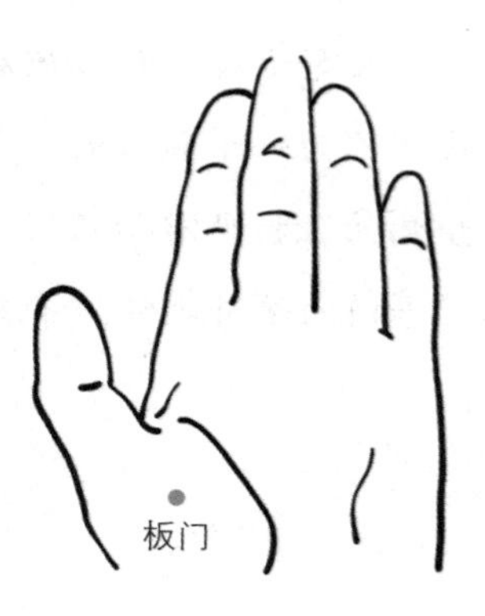

3. 板门穴

位置：板门穴在手掌鱼际部，掌指关节横纹中点向后 0.5 寸处，与鱼际穴相近。

主治：

板门穴

- 食积、腹胀、食欲不振。
- 呕吐、腹泻、气喘、嗳气。

手法：

（1）针刺：一般直刺 0.3 ~ 0.5 寸。

（2）按摩：拇指按揉板门穴，顺时针、逆时针都可，3 ~ 5 分钟。

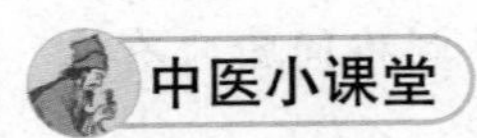

疳积在古代被列为儿科四大要证之一，与麻疹、惊风、天花齐名。古人有“无积不成疳”“积为疳之母”的说法——揭示了疳积形成的病因病理：积滞是导致疳证形成的关键因素。

宋代钱乙撰写了《小儿药证直诀》一书，这是我国现存的第一部儿科专著。钱乙被后世尊称为“儿科之圣”，他首次将小儿疾病作为一个独立的体系进行深入研究，并提出了许多针对小儿疾病的独特见解和治疗方法。从此，小儿疾病在中医学中开始有了专门的学科地位，并逐渐发展完善。

小儿梦呓

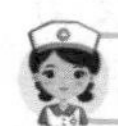

常见病小问答

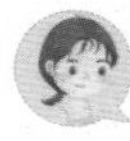

大夫，我家孩子最近晚上睡觉总是说梦话，这是怎么回事啊？

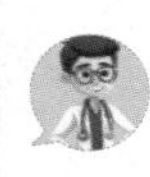

孩子说梦话，也叫作梦呓，是一种常见现象。除了说梦话，他还有其他睡眠问题吗？

有时候会突然坐起来，但过一会儿又躺下了。

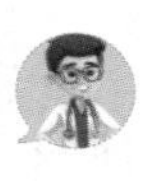

这种情况可能是因为孩子的睡眠质量不太好，大脑在浅睡眠阶段过于活跃。

那我应该怎么做才能缓解孩子的梦呓症状呢？

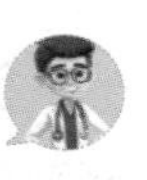

在孩子睡前给他创造一个安静、舒适的睡眠环境，避免看刺激性的电视节目或玩刺激性的游戏。如果孩子的症状较为严重，可以采用中医推拿等方法来舒缓孩子的情绪、改善睡眠情况。

对症溯源

梦呓，俗称“说梦话”，是一种常见的睡眠现象。它指的是在睡眠过程中，人们会不自觉地说话、歌唱，甚至哭笑。有时，如果与他们对话，他们甚至能作出简短的回应。这种现象多发生在非快速眼动睡眠（NREM）阶段，不同年龄层次的人都有可能经历。

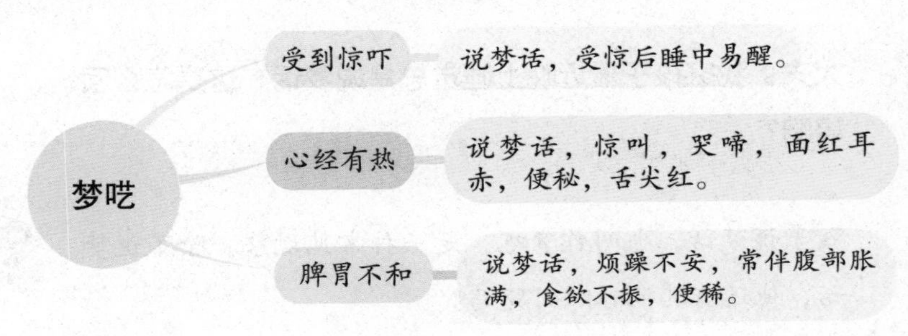

基本治疗

在中医学中，梦呓往往与心神不宁、脏腑功能失调有关。因此，神门穴是治疗小儿梦呓的是一个常用穴位，按摩此穴可以安神定志，有助于改善睡眠质量，减少梦呓的发生。

1. 神门穴

位置：神门穴在腕部，腕掌侧横纹尺侧端，尺侧腕屈肌腱的桡侧凹陷处。

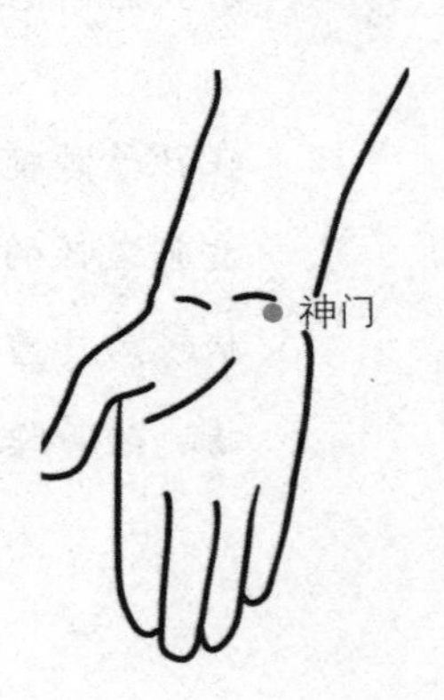

主治：

神门穴
五官科系统疾病
舌骨肌麻痹，鼻内膜炎。
循环系统疾病
心悸，心脏肥大，心绞痛。
其他疾病
产后失血，淋巴腺炎，扁桃体炎。
精神、神经系统疾病
神经衰弱，癔病，癫痫，精神病，痴呆。

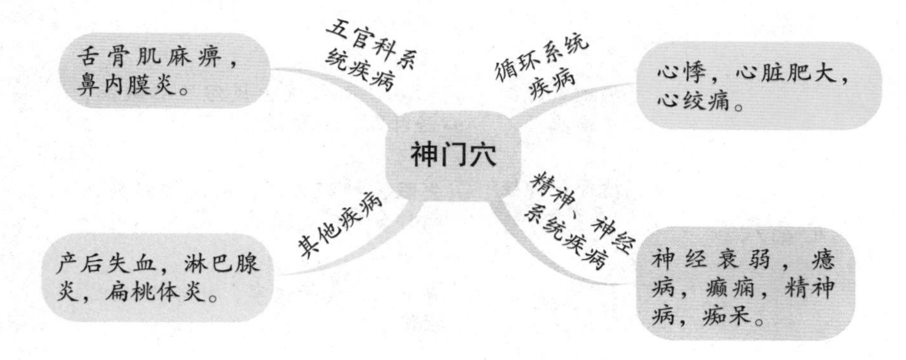

手法：

（1）刺法：一般直刺 0.3 ~ 0.5 寸；向上平刺 1 ~ 1.5 寸，透灵道穴，局部酸胀，并可有麻电感向指端放散。

（2）灸法：艾条灸 5 ~ 10 分钟。

（3）特效按摩：每天早晚用拇指指甲尖垂直掐按神门穴，每次 1 ~ 3 分钟，可调理心烦、失眠、糖尿病、高血压等症。

注意：神门穴在腕关节处，禁探捣。

配伍：

神门穴配内关、心俞，主治心绞痛。

神门配内关、三阴交，主治神经衰弱、失眠。

神门配支正为原络配穴法，有益气、养心安神的作用，主治心神失养、健忘失眠、无脉症。

神门配少商、涌泉、心俞，主治痴呆。

神门配鱼际、太冲、大敦、关元，主治遗尿。

2. 心俞穴

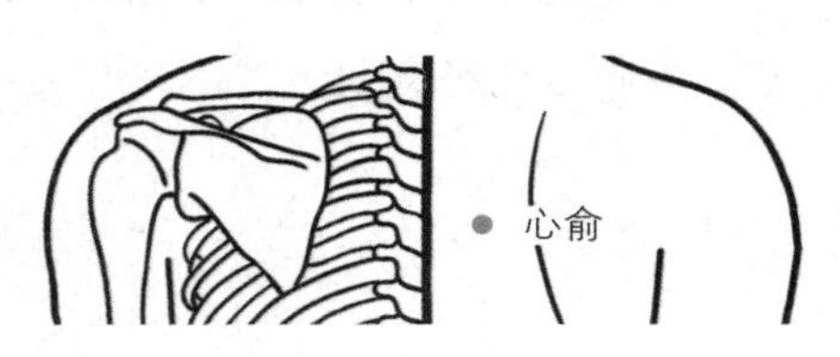

位置：心俞穴在背部，第 5 胸

椎棘突下，旁开 1.5 寸。

主治：

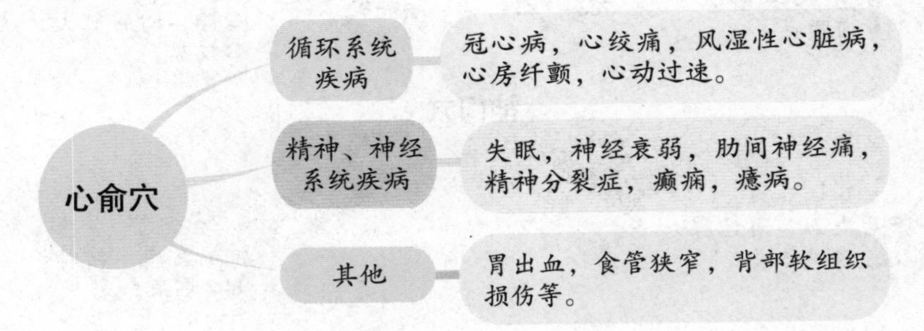

手法：

（1）刺法：一般向椎体方向斜刺 0.5 ~ 0.8 寸，针感向肋间扩散。

（2）灸法：艾炷灸 3 ~ 7 壮；或艾条灸 5 ~ 15 分钟（少用）。

（3）特效按摩：按摩心俞穴可缓解心惊气促、心动过速、心绞痛等心血管疾病症状。

注意：因本穴对应心脏，故不能深刺，以免伤及心脏。

配伍：

心俞配巨阙（为俞募配穴法），有行气活血的作用，主治心痛引背、冠心病、心绞痛。

心俞配神门、三阴交，有调心脾、宁心神的作用，主治健忘、失眠、惊悸、梦遗。

心俞配内关、神门，主治心律不齐。

心俞配神门、肾俞、百会、三阴交、内关，主治失眠、健忘、头晕、头痛（神经衰弱）。

中医小课堂

梦呓就是通常说的“说梦话”，正确的理解应该是在睡眠中讲话或发出某种（除鼾声外）声音。梦呓并不局限在大人或者孩子身上，在古代中医典籍中，梦呓通常被视为一种睡眠障碍的表现，与心神不宁、肝胆火旺等因素有关。例如，《黄帝内经》中就有“肝藏魂，心藏神”的说法，认为肝和心的功能失调会导致睡眠不安、多梦、梦呓等症状。

现代医学认为，组成人大脑的神经细胞，有不同的分工，有的负责运动，有的负责言语。在人进入睡眠状态的时候，大脑也会进行休息，但是某部分的神经细胞却没有停止工作，如果负责言语的那部分神经细胞没休息，还处于兴奋状态，就会指挥人说话，这就是梦话。

小儿肥胖

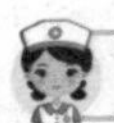

常见病小问答

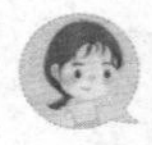

大夫，我家孩子最近体重增长得特别快，看上去比同龄孩子都胖，而且食欲异常旺盛，总是喊饿。

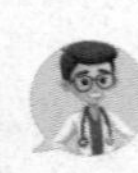

从您描述的症状来看，您的孩子可能存在小儿肥胖的问题。还有其他症状吗？比如呼吸困难、行动不便等。

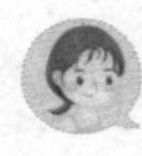

倒没有其他明显的症状，就是体重增长得太快了，我们有点担心。

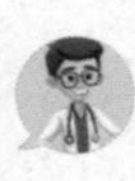

小儿肥胖的原因有很多，比如饮食不规律、缺乏运动等。遗传因素也可能导致孩子容易发胖。

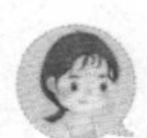

我听说有些中医方法也可以治疗小儿肥胖，是真的吗？

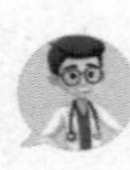

是的，中医治疗小儿肥胖有一定的效果。中医认为肥胖多与脾胃功能失调、痰湿内蕴有关，因此可以采用中药、针灸、推拿等方法调理脾胃、化痰祛湿。

对症溯源

本病主要在婴儿期、学龄前期及青春期高发，患儿通常食欲旺盛，偏爱高热量食物，且活动量少。这种生活方式导致他们体重、身高和骨龄均超出同龄儿童正常水平，外表显得高大肥胖。脂肪在面颊、肩部、胸乳部和腹壁尤为明显，而四肢则以大腿和上臂粗壮、肢端较细为特征。

小儿肥胖
脾胃运化功能失常
痰湿积聚体内

基本治疗

中医认为肥胖多与脾胃功能失调、痰湿内蕴有关。可以刺激相关穴位，调节气血运行，促进新陈代谢，有助于减肥和改善身体状况。增加体育锻炼也是治疗小儿肥胖的重要手段。

1. 丰隆穴

丰隆

位置：丰隆穴在小腿前外侧，外踝尖上 8 寸，条口外，距胫骨前缘二横指（中指）。

主治：

丰隆穴
消化系统疾病
肝炎，阑尾炎，便秘。
精神、神经系统疾病
精神病，癔病，失眠，头痛。
循环系统疾病
高血压，脑溢血，脑血管病后遗症。
呼吸系统疾病
急慢性支气管炎，哮喘，胸膜炎。
其他
尿潴留，肥胖病，腿膝酸痛，肩周炎。

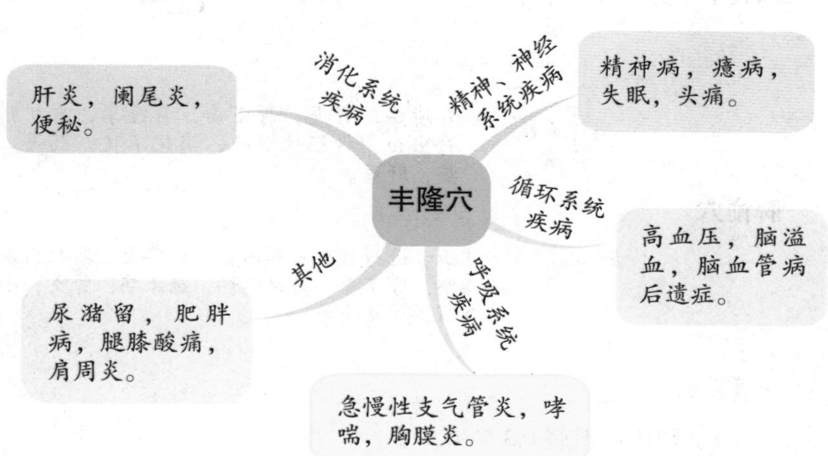

手法：

（1）刺法：一般直刺 0.8 ~ 1.2 寸。

（2）灸法：艾炷灸 3 ~ 7 壮；或艾条灸 5 ~ 15 分钟。

（3）特效按摩：当出现哮喘、咳嗽、痰多时，宜多揉丰隆，用刮痧的方式更有效，可以促进人体的新陈代谢，从而达到除湿化痰的效果。

配伍：

丰隆配阴陵泉、商丘、足三里，主治痰湿诸证。

丰隆配肺俞、尺泽，有祛痰镇咳的作用，主治咳嗽痰多、哮喘。

丰隆配曲池、内关，主治高血压。

丰隆配膻中、内关，主治癫痫。

丰隆配风池、神门，主治失眠。

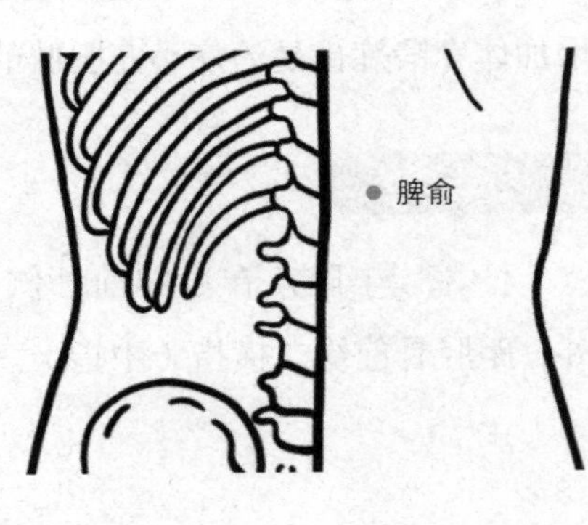

2. 脾俞穴

位置：脾俞穴在背部，第 11 胸椎棘突下，旁开 1.5 寸。

主治：

脾俞穴

- 消化系统疾病：胃溃疡，胃炎，胃下垂，胃痉挛，胃扩张，胃出血，神经性呕吐，消化不良，肠炎，痢疾，肝炎。
- 其他：贫血，进行性肌营养不良，肝脾大，慢性出血性疾病，肾下垂，月经不调，糖尿病，肾炎，小儿夜盲，荨麻疹等。

手法：

（1）刺法：斜刺 0.3 ~ 0.5 寸。

（2）灸法：艾炷灸 5 ~ 10 壮；或艾条灸 10 ~ 20 分钟。

（3）特效按摩：当吃饭没胃口时，可按脾俞穴，稍后就会有饥饿感。

注意：脾俞穴不可深刺，以防气胸。

配伍：

脾俞配章门（为俞募配穴法），有健脾和胃的作用，主治胃痛、腹胀。

脾俞配足三里、三阴交，有清热利湿、健脾养肝的作用，主治黄疸、肝炎。

脾俞配大肠俞、胃俞，主治急慢性肠胃炎。

脾俞配胃俞、中脘、内关、公孙，主治腹痛、泄泻。

3. 胃俞穴

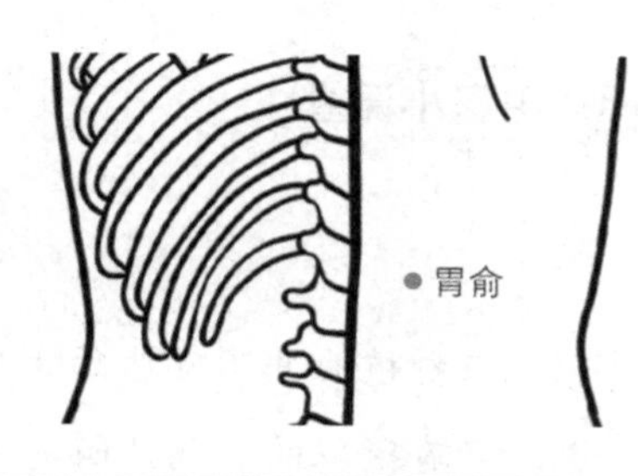

位置：胃俞穴在背部，第 12 胸椎棘突下，旁开 1.5 寸，

主治：

胃俞穴
- 消化系统疾病：胃炎，胃溃疡，胃扩张，胃下垂，胃痉挛，肝炎，腮腺炎，肠炎，痢疾。
- 其他：糖尿病，失眠等。

手法：

（1）刺法：一般向椎体方向斜刺 0.5 ~ 0.8 寸。

（2）灸法：艾炷灸或温针灸 5 ~ 7 壮，艾条温灸 10 ~ 15 分钟。

（3）特效按摩：双手握拳，将拳背第 2、第 3 掌指关节放于脾俞、胃俞上，适当用力揉按0.5 ~ 1分钟，有和胃降逆、健脾助运之功效。

注意：胃俞穴针刺时注意方向、角度和深度，以免造成气胸或损伤肾脏。

配伍：

胃俞配上巨虚、三阴交，有健脾利湿的作用，主治泄泻、痢疾。

胃俞配中脘，为俞募配穴法，有理气和胃的作用，主治胃痛、呕吐。

胃俞配内关、梁丘，有宽中和胃、止痛的作用，主治胃痉挛、胰腺炎。

胃俞配魂门，主治胃冷、食不化。

中医小课堂

在种植业并不发达的古代，肥胖是一种“富贵病”。一般来说，只有获取的食物足够充足，才会有肥胖的体态出现。适当的肥胖在古代也被认为是身体强壮的表现。

早在《黄帝内经》时期，就有关于肥胖的论述。其中，《素问·通评虚实论》中提到：“肥贵人，则膏梁之疾也。”这句话指出了肥胖与饮食过于丰盛、生活过于安逸有关。同时，《黄帝内经》还强调了肥胖与脾胃功能失调的关系，认为肥胖是由于脾胃运化失常，水谷精微不能正常输布所致。

小儿厌食症

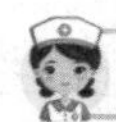

常见病小问答

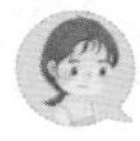

大夫，我家孩子最近总是不肯吃饭，以前喜欢的食物现在也不感兴趣了，这是怎么回事啊？

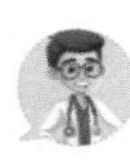

孩子出现这种情况有多久了？除了不爱吃饭，还有其他症状吗？

大概有一个星期了，除了不爱吃饭，他好像也没什么精神，总是懒洋洋的。

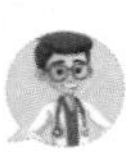

根据你说的情况，孩子可能是患上了小儿厌食症。

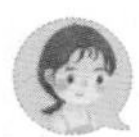

啊？厌食症？严重吗？我该怎么办啊？

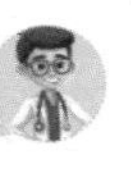

如果孩子只是单纯的厌食，没有其他明显的不适症状，可以先尝试调整饮食，观察孩子情绪一段时间。但如果孩子出现体重明显下降、营养不良、精神萎靡等症状，就需要及时来医院做进一步检查，以排除其他潜在疾病的可能性。

对症溯源

小儿厌食是指一种以长期厌恶进食、食量减少为主要表现的疾病，常发生于小儿身上。

- 小儿厌食症病因
  - 脾胃气虚证：脾胃气虚，中焦失运，以厌恶进食，神疲乏力，面色萎黄，偶尔多食后则脘腹饱胀，大便稀薄，夹有不消化食物残渣，或伴胸脘痞闷，嗳气恶心，形体偏瘦，舌淡，苔薄白，脉缓无力。
  - 脾胃阴虚证：阴液亏虚，脾胃失濡，以厌恶进食，食少饮多，皮肤干燥，大便干、小便少，甚或烦躁少寐，手足心热，舌红少津，苔少或花剥，脉细数。

基本治疗

治疗小儿厌食症要调整饮食习惯，补充营养素，改善消化功能。中医认为，通过刺激穴位，可以调理脾胃功能、促进消化、增强食欲。

1. 然谷穴

位置：然谷穴在足内侧缘，足舟粗隆下方，赤白肉际。足少阴肾经的荥穴。

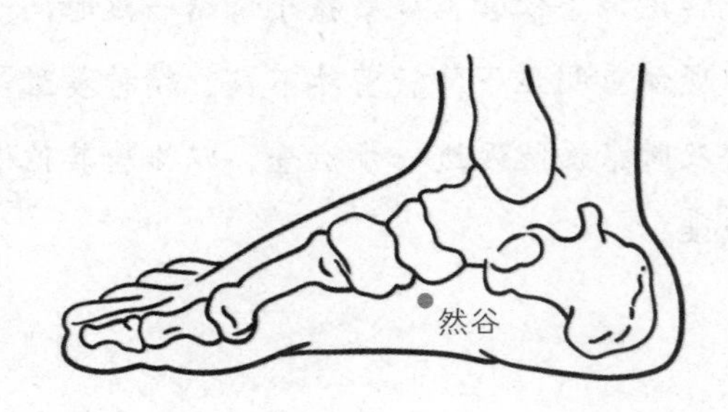

主治：

然谷穴
妇、产科系统疾病
月经不调，不孕症。
泌尿、生殖系统疾病
膀胱炎，尿道炎，睾丸炎，精液缺乏，遗尿。
其他疾病
心肌炎，阴痒，糖尿病，精神病。
五官科系统疾病
咽喉炎，扁桃体炎。

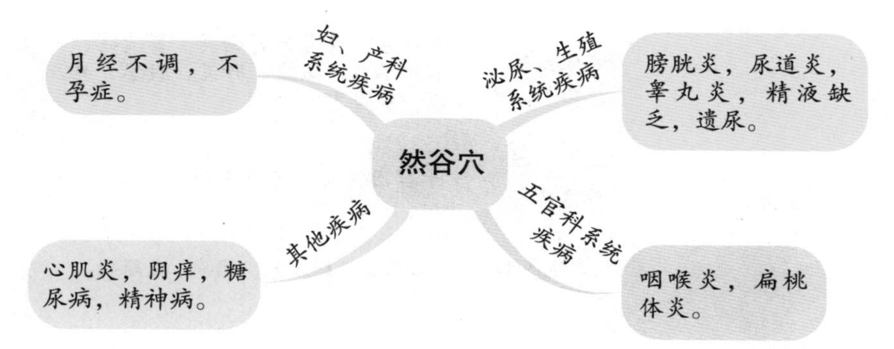

手法：

（1）刺法：直刺 0.5 ~ 0.8 寸，局部有胀痛感，有时可传至足底。

（2）灸法：艾炷灸 3 壮；或艾条灸 5 ~ 10 分钟。

（3）特效按摩：经常按揉然谷穴，可固肾缩尿，防治老年人尿频。

注意：然谷穴不宜瘢痕灸。

配伍：

然谷配血海、三阴交，主治白浊。

然谷配肾俞、气海、三阴交，主治遗精。

然谷配水道、水分、太溪、肾俞、阴陵泉，主治水肿。

2. 公孙穴

位置：公孙穴在足内侧缘，第 1 跖骨基底的前下方。

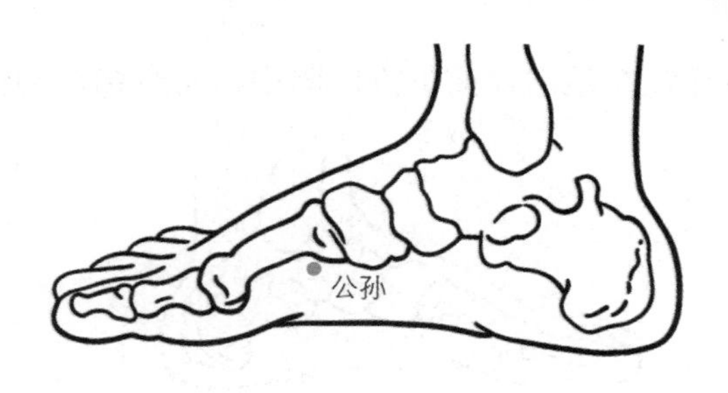

主治：

公孙穴

- 消化系统疾病：胃痉挛，急慢性胃肠炎，胃溃疡，消化不良，痢疾，肝炎，腹水，胃癌，肠痉挛。
- 妇、产科系统疾病：子宫内膜炎，月经不调。
- 其他疾病：心肌炎，胸膜炎，癫痫，足跟痛。

手法：

（1）刺法：一般直刺 0.5 ~ 1.0 寸。

（2）灸法：艾炷灸 3 ~ 5 壮；或艾条灸 5 ~ 10 分钟。

（3）特效按摩：用中指指腹向内按压公孙穴，以有酸痛感为宜，可辅助治疗腹胀、腹痛、心痛、胃痛、胸痛等症。

配伍：

公孙配内关治疗胃、心、胸病症是其所长。

公孙配解溪、中脘、足三里，有健脾化食、和中消积的作用，主治饮食停滞、胃脘疼痛。

公孙配中脘、足三里、内关，主治胃脘疼痛。

公孙配丰隆、中魁、膻中，有健脾化痰的作用，主治呕吐痰涎、眩晕不已。

3. 商丘穴

位置：商丘穴在足内踝前下方凹陷中，舟骨结节与内踝尖连线的中点处。

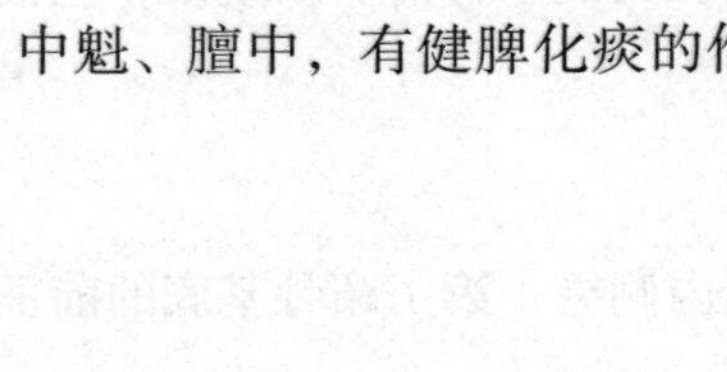

商丘

主治：

商丘穴		
	消化系统疾病	胃炎，肠炎，消化不良，便秘，痔疮，黄疸。
	运动系统疾病	腓肠肌痉挛，踝关节及周围软组织疾病，脚气。
	其他疾病	小儿惊厥，百日咳，水肿。

手法：

（1）刺法：

①直刺 0.3 ~ 0.5 寸，局部酸胀。

②平刺 1.0 ~ 1.5 寸，透解溪，局部有酸胀感，可扩散至踝关节。

（2）灸法：艾条灸 5 ~ 10 分钟。

（3）特效按摩：足踝痛、踝关节扭伤时可用推拿法按摩商丘。经常用拇指指腹用力揉按商丘穴，每次 1 ~ 3 分钟，长期坚持对踝关节有很好的保养作用。

配伍：

商丘配阴陵泉、曲泉、阴谷，有和胃疏肝理气的作用，主治胃脘痛、腹胀。

商丘配天枢、阴陵泉，有健脾化湿的作用，主治腹泻、腹胀。

商丘配三阴交，有补脾益气的作用，主治脾虚便秘。

商丘配脾俞、三阴交，主治脾虚便秘。

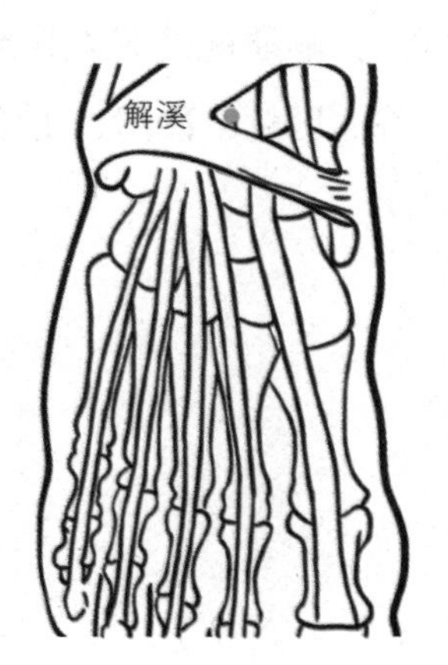

4. 解溪穴

位置：解溪穴在足背与小腿交界处的横纹

中央凹陷中，当拇长伸肌腱与趾长伸肌腱之间。

主治：

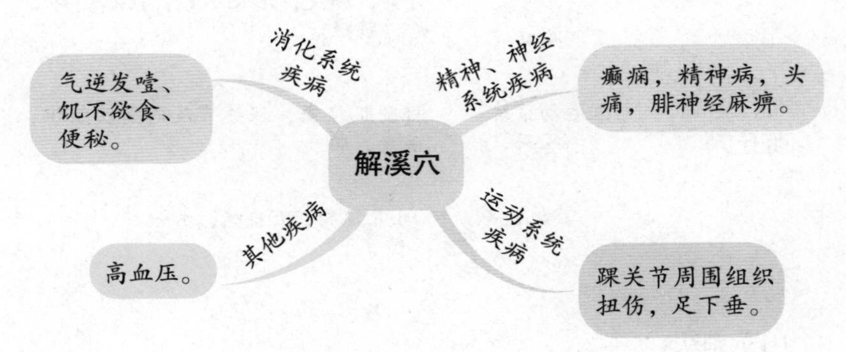

手法：

（1）刺法：一般直刺 0.5 ~ 0.8 寸，或平刺 1 ~ 1.5 寸。

（2）灸法：艾条灸 5 ~ 10 分钟。

（3）特效按摩：经常用拇指指腹向内用力按压解溪穴，每次 1 ~ 3 分钟，可以强壮内脏器官，健胃益脑。

配伍：

解溪配血海、商丘，有和胃降逆的作用，主治腹胀。

解溪配商丘、血海，主治腹胀。

解溪配丘墟、商丘，主治踝关节痛。

解溪配经渠、阳池、合谷、支沟、前谷、内庭、后溪、腕骨、阳谷、厉兑、冲阳，主治热病汗不出。

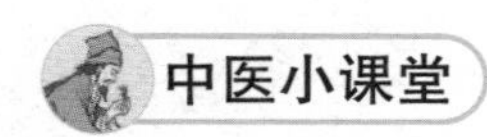

钱乙在《小儿药证直诀》中描述小儿厌食症的病因主要是“脾胃不和”。这种“不和”可以由多种因素引起，如乳食不节、恣意饱餐、情志失调等。乳食不节是指小儿在哺乳或辅食添加过程中，家长未能合理控制乳食的数量和种类，导致小儿脾胃负担过重，运化失职。恣意饱餐则是指小儿饮食无度，过量进食，损伤脾胃。情志失调则是指小儿受到惊吓、恐吓等精神刺激，导致肝气郁结，影响脾胃的正常功能。

美容美体

美容美体是现代人追求健康与美丽的重要方面，涵盖了皮肤护理、身体塑形、健康饮食等多个方面。

在中医的理论中，美容美体的关键在于内外兼修，既要注重外在的保养，也要调理内在的气血和脏腑功能。皮肤作为人体最大的器官，其健康状况与肺、肝、心、脾、肾等脏腑有着密切的关系。中医美容美体强调从整体出发，通过调理脏腑功能、改善气血循环、促进新陈代谢等方式来达到美容养颜、美体塑形的目的。

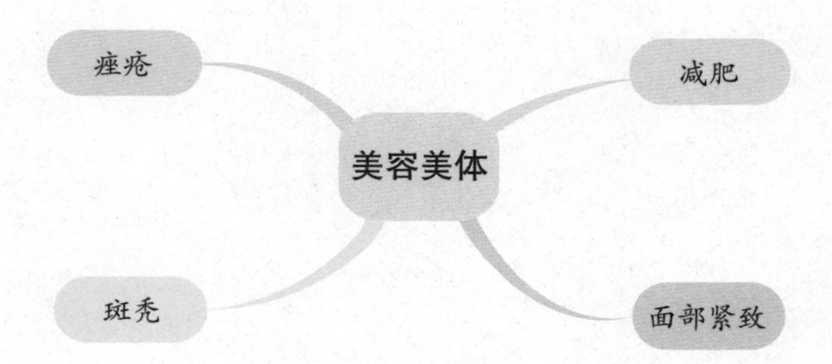

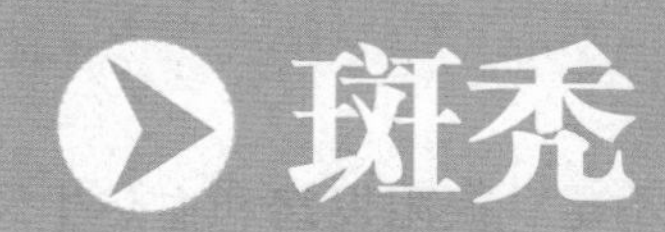

斑秃

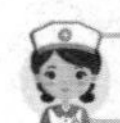

常见病小问答

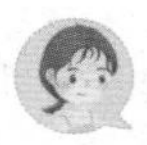

大夫，我最近突然发现头上出现了几块脱发的地方，圆圆的，像钱币一样大小，这是怎么回事啊？

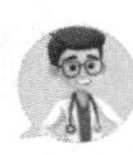

这很可能是斑秃。斑秃是一种突发性的、局部性的脱发症状，通常表现为头皮上出现一个或多个圆形的脱发区域。

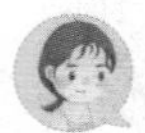

啊？我怎么会得斑秃呢？我以前头发都很好的。

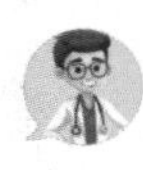

你最近有没有遇到什么压力大的事情，或者感觉身体有什么不适吗？

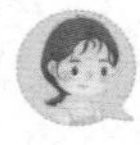

嗯，最近工作确实比较忙，压力有点大。而且晚上睡眠也不太好。

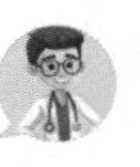

那可能就是这些因素导致了你的斑秃。不过别太担心，斑秃通常是可以治疗的。中医的治疗方法包括调整肝肾功能、调和气血、改善局部头皮环境等。

对症溯源

中医认为斑秃主要由肝肾亏损、气血不足、瘀阻发窍和血热生风等因素引起。肝肾亏损导致精血不足，头发失养而脱落；气血不足则毛根空虚；瘀阻发窍使新血无法养发；血热生风则毛根失濡养。这些病理机制相互作用，形成斑秃。

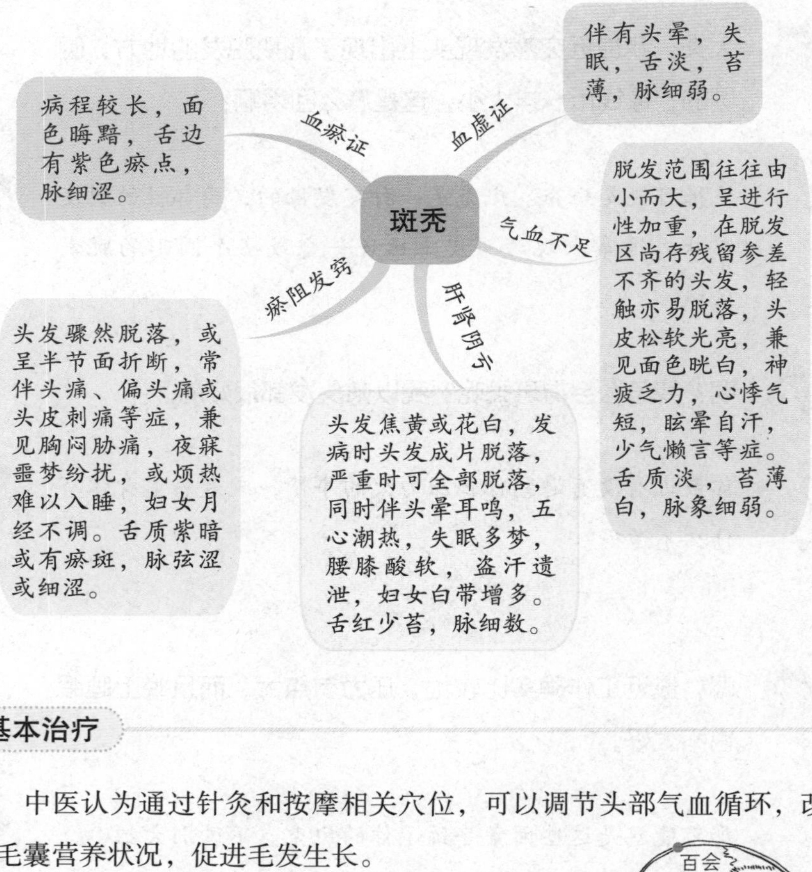

斑秃

血瘀证：病程较长，面色晦黯，舌边有紫色瘀点，脉细涩。

血虚证：伴有头晕，失眠，舌淡，苔薄，脉细弱。

气血不足：脱发范围往往由小而大，呈进行性加重，在脱发区尚存残留参差不齐的头发，轻触亦易脱落，头皮松软光亮，兼见面色晄白，神疲乏力，心悸气短，眩晕自汗，少气懒言等症。舌质淡，苔薄白，脉象细弱。

肝肾阴亏：头发焦黄或花白，发病时头发成片脱落，严重时可全部脱落，同时伴头晕耳鸣，五心潮热，失眠多梦，腰膝酸软，盗汗遗泄，妇女白带增多。舌红少苔，脉细数。

瘀阻发窍：头发骤然脱落，或呈半节面折断，常伴头痛、偏头痛或头皮刺痛等症，兼见胸闷胁痛，夜寐噩梦纷扰，或烦热难以入睡，妇女月经不调。舌质紫暗或有瘀斑，脉弦涩或细涩。

基本治疗

中医认为通过针灸和按摩相关穴位，可以调节头部气血循环，改善毛囊营养状况，促进毛发生长。

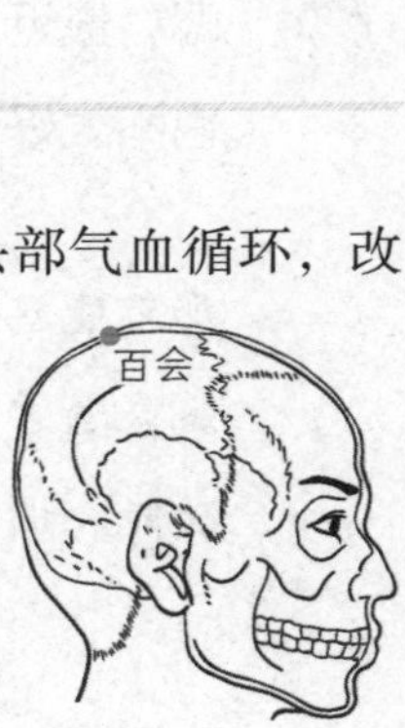

1. 百会穴

位置：百会穴在头部，前发际正中直上 5 寸，或两耳尖连线的中点处。

主治：

百会穴

头痛，昏厥，耳鸣，鼻塞，眩晕，癫狂。

阴挺，脱肛，痔疮，中风失语。

手法：

（1）刺法：一般沿皮刺 0.3 ～ 0.5 寸。

（2）灸法：艾炷灸 3 ～ 5 壮；或艾条灸 5 ～ 15 分钟。

（3）特效按摩：两手中指叠压，按百会穴 3 分钟，长期坚持，可使人开慧增智、益寿延年。

注意：百会穴位于颅顶矢状缝之间，对 5 岁以下小儿和顶骨愈合不好的小儿不应针刺本穴，对于脑积水的患儿更应注意。

配伍：

百会配神门、四神聪，主治失眠。

百会配脑空、天柱，有疏散风邪的作用，主治头风、眼花。

百会配中脘、气海、足三里，主治中气不足。

百会配内关、水沟，主治休克。

百会配后顶、合谷，主治头项俱痛。

2. 督俞穴

位置：俯卧位，督俞穴在第六胸椎棘突下，灵台（督脉）旁开 1.5 寸处。

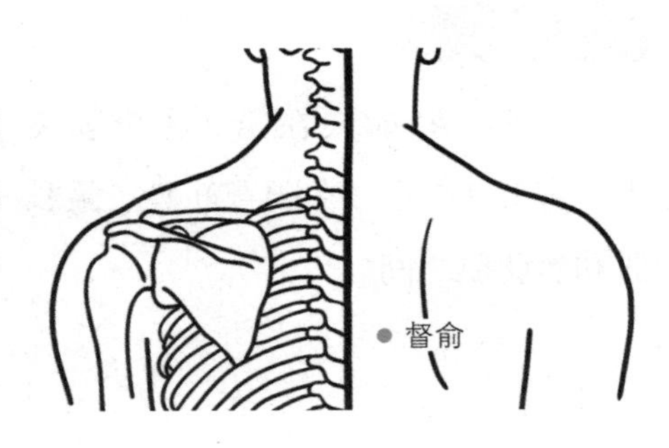

主治：

- 督俞穴
  - 循环系统疾病：冠心病，心绞痛，心动过速，心内外膜炎。
  - 其他：炎，膈肌痉挛，乳腺炎，皮肤瘙痒，银屑病等。

手法：

（1）刺法：一般向椎体方向斜刺 0.5 ~ 0.8 寸。

（2）灸法：艾炷灸 3 ~ 7 壮；或艾条灸 5 ~ 15 分钟。

（3）特效按摩：重按督俞穴，可缓解心绞痛，或用刮痧板由上而下刮拭，也可用艾条灸 5 ~ 10 分钟，可治腹胀、腹痛等胃肠疾病。

注意：督俞穴不可深刺，以防气胸。

配伍：

督俞配合谷、足三里，有理气和胃的作用，主治胃痛、呃逆、腹胀。

督俞配肩井、膻中，有清热活血、行气止痛的作用，主治乳痈、乳腺增生。

督俞配心俞、内关，主治冠心病。

督俞配胃俞、中脘，主治胃痛。

3. 肾俞穴

位置：肾俞穴在第 2 腰椎棘突下，旁开 1.5 寸，在腰背筋膜、最长肌和髂肋肌之间。

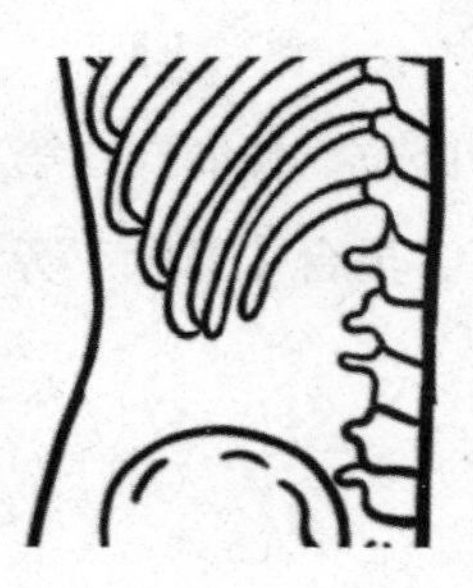

主治：

手法：

（1）刺法：一般向椎体方向斜刺 0.5 ~ 0.8 寸。

（2）灸法：艾炷灸 5 ~ 10 壮；或艾条灸 10 ~ 20 分钟。

（3）特效按摩：每天按揉肾俞穴 50 ~ 100 次，可补肾强身。

注意：肾俞穴不能深刺，以防刺伤肾脏。

配伍：

肾俞配三焦俞、关元，主治尿频。

肾俞配心俞、神门，主治失眠、健忘。

肾俞配耳门、听宫，主治耳聋、耳鸣。

肾俞配环跳、风市、阳陵泉、足三里，主治下肢麻木、瘫痪。

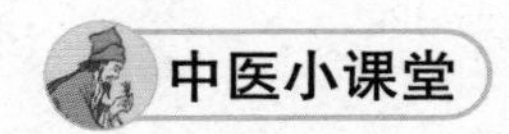

古人将斑秃命名为“油风”或“鬼剃头”。这一命名形象地描述了斑秃的主要症状，即头发突然脱落，头皮光滑如油，且在不知不觉中发生，犹如被“鬼神”所剃。

明代，陈实功在《外科正宗》中首次使用了“油风”这一病名，并对其病因和症状进行了详细的阐述。陈实功认为，“油风乃血虚不能随气荣养肌肤，毛发根空，脱落成片，皮肤光亮，痒如虫行”。这一描述准确地概括了斑秃的主要症状。

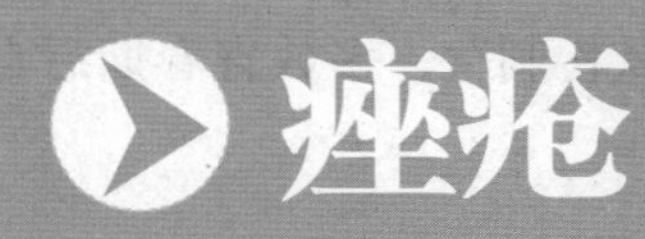

痤疮

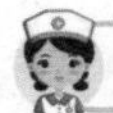

常见病小问答

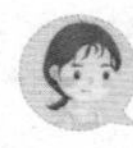

大夫，我最近脸上总是长痘痘，一颗颗红红的，有时候还会疼。

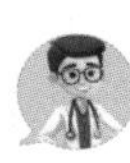

你这是痤疮，一种常见的皮肤病。

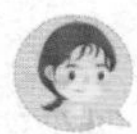

那我该怎么办呢？这些痘痘真的很影响我的形象。

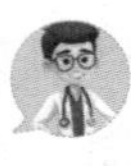

要保持皮肤的清洁，选择适合自己肤质的洁面产品，同时饮食要清淡，避免过多摄入辛辣、油腻的食物，多吃新鲜蔬菜和水果。

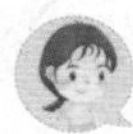

中医有什么好方法吗？

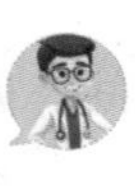

中医认为痤疮多与体内的湿热、热毒、血瘀等因素有关。因此，治疗痤疮首先要调整身体内部的环境。

对症溯源

痤疮，常见于 15 ~ 30 岁青年，是毛囊皮脂腺的炎症，多见于颜面、胸背部。初为粉刺或黑头丘疹，可演变为炎性丘疹、脓疱等，病程长且可能留疤。中医称鼻处痤疮为“肺风粉刺”，多数青春期后自然痊愈，但严重者可能终身留痕。

- 痤疮
  - 肺经风热：多以丘疹损害为主，可有脓疱、结节、囊肿等，苔薄黄，脉数。
  - 脾胃湿热：多有颜面皮肤油腻不适，皮疹有脓疱、结节、囊肿等，伴有便秘，苔黄腻，脉濡数。
  - 冲任不调：病情与月经周期有关，可伴有月经不调、痛经，舌黯红，苔薄黄，脉弦细数。

基本治疗

痤疮可以通过按摩和针灸进行治疗。按摩能舒筋通络、调整脏腑气血功能，改善皮肤状态，促进血液和淋巴循环，加速细胞新陈代谢，有利于痤疮治疗，但发炎时不宜按摩以免加重病情。针灸则能促进炎症吸收和消退，加速伤口愈合，对痤疮康复有积极作用。

1. 太阳穴

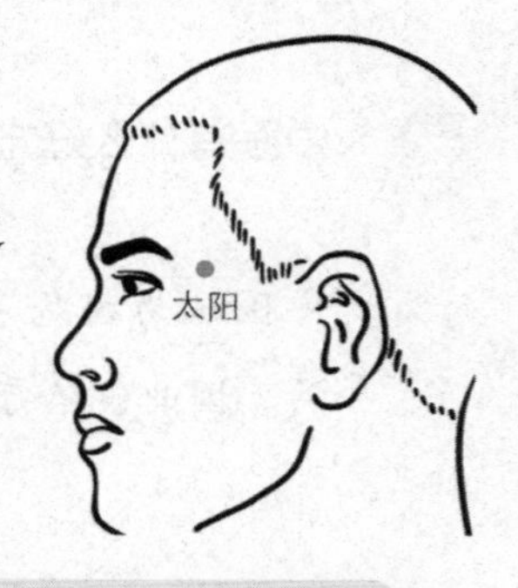

位置：太阳穴在头部，眉梢与目外眦之间，向后约1横指的凹陷中。

主治：

- 太阳穴
  - 偏正头痛，面瘫，面痛，目赤肿痛，麦粒肿，目翳，目涩，齿痛。
  - 感冒，眩晕，牙痛，三叉神经痛，面神经麻痹，急性结膜炎，麦粒肿。

手法：

（1）刺法：直刺或斜刺 0.3 ~ 0.5 寸。

（2）特效按摩：每天临睡前及早晨醒时，用双手中指指腹揉按太阳穴 1 ~ 3 分钟，可促进新陈代谢，健脑提神，养目护身，消除疲劳。

注意：针刺时，手法不能过强，退针后应用干棉球按压针孔片刻，以防出血。

配伍：

太阳配头维、率谷、风池，有通经活络作用，主治偏头痛。

太阳配印堂、合谷，主治感冒头痛。

太阳配百会、四神聪、太阳，主治偏头痛。

太阳配颊车、耳门、水沟、承浆，主治口眼㖞斜。

太阳配颊车、耳门、听会、耳尖、风池，主治目睛斜视。

2. 印堂穴

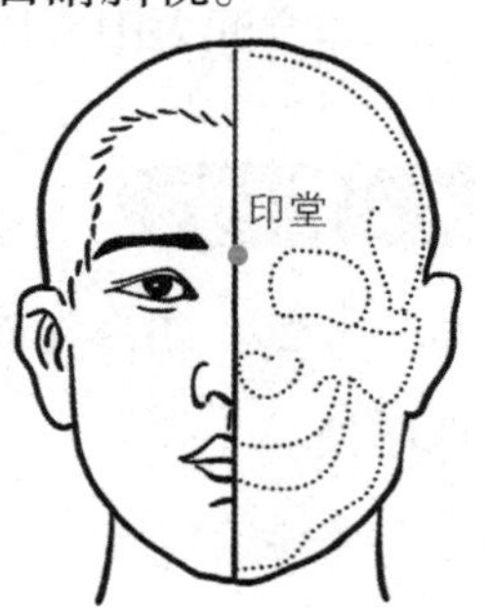

位置：印堂穴在额部，两眉头间连线与前正中线之交点处。

主治：

印堂穴

头痛，头晕，鼻渊，鼻衄，目赤肿痛，重舌，呕吐，产妇血晕。

子痫，惊风，不寐，颜面疔疮，三叉神经痛。

手法：

（1）刺法：提捏局部皮肤，平刺 0.3 ~ 0.5 寸，或用三棱针点刺出血。

（2）灸法：可灸。

（3）特效按摩：若头痛、失眠、血压升高时，印堂就会晦暗，这时可以用中指指腹点按印堂穴 3 ~ 5 分钟，不适感觉就会得到缓解。

配伍：

印堂配迎香、合谷，有清热宣肺、利鼻窍的作用，主治鼻炎、鼻渊、鼻塞。

印堂配太阳、阿是穴、太冲，有平肝潜阳、行气止痛的作用，主治头痛眩晕。

印堂配攒竹，有清利头目的作用，主治头重如石。

印堂配神门、三阴交，主治失眠。

印堂配太阳、风池，主治头痛。

3. 四白穴

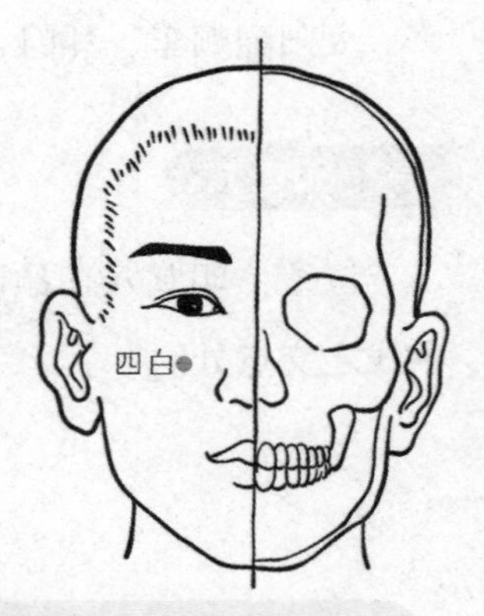

位置：四白在面部，瞳孔直下，当眶下孔凹陷处。

主治：

四白穴
- 精神、神经系统疾病：三叉神经痛，面神经麻痹，面肌痉挛。
- 五官科系统疾病：角膜炎，近视，青光眼，夜盲，结膜瘙痒，角膜白斑，鼻窦炎。
- 其他疾病：胆道蛔虫症，头痛，眩晕。

手法：

（1）刺法：一般直刺 0.3 ~ 0.5 寸，感局部酸胀或有麻电感。

（2）灸法：禁灸。

（3）特效按摩：双手食指伸直，以食指指腹揉按左右四白穴，有酸痛感，每次 1 ~ 3 分钟，可以缓解眼疲劳、眼干涩等。

注意：不宜过深，以防刺入眼眶内损伤眼球。

配伍：

四白配太阳、太冲，主治目赤。

四白配丰隆、太白、太冲，有涤痰通络、疏肝明目的作用，主治目翳、眼睑瞤动、青光眼。

四白配颊车、攒竹、太阳，有通经活络的作用，主治口眼歪斜、角膜炎。

四白配涌泉、大杼，有阴潜阳的作用，主治头痛目眩。

4. 阳白穴

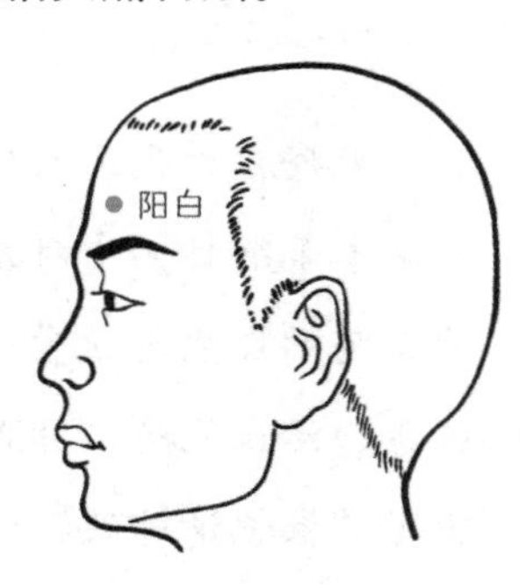

位置：阳白穴在前额部，当瞳孔直上，眉上 1 寸。

主治：

阳白穴		
	五官科系统疾病	眼科疾病。
	精神、神经系统疾病	面神经麻痹或面肌痉挛，眶上神经痛等。对于三叉神经痛、眼睛疲劳等病症的治疗都有显著的效果。

手法：

（1）刺法：一般沿皮刺 0.3 ~ 0.5 寸。

（2）灸法：不宜直接灸。

（3）特效按摩：将中指指腹置于阳白穴上，垂直揉按 1 ~ 3 分钟，能有效治疗眼疾。

配伍：

阳白配颧髎、颊车、合谷，有祛风、活血通络的作用，主治面神经麻痹。

阳白配颧髎、地仓、颊车、攒竹、合谷，主治面神经麻痹。

阳白配睛明、太阳，有清热止痛的作用，主治目赤肿痛。

阳白配睛明、攒竹、阳白、鱼腰、太阳，主治目赤肿痛。

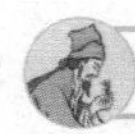

中医小课堂

痤疮在古代文献中通常被称为“面疮”“粉刺”等，李时珍在《本草纲目》中对痤疮的病因和治疗进行了详细的阐述，他认为痤疮的发生与饮食、情志、内热等因素有关，治疗时应以清热解毒、活血化瘀、健脾利湿为原则。陈自明在《外科精要》中提出了“枇杷清肺饮”这一经典方剂，用于治疗肺经风热所致的痤疮。这一方剂至今仍被广泛应用于临床。